JN056891

電子温灸器具で広がる灸の世界

日本の灸活先生10人が教える
電子温灸器具活用法

バンシン療法研究会 編

たにぐち書店

まえがき

　この本を出版するにあたりご協力をいただきました各先生方へ心より御礼申し上げます。

　世界中の人々がどれだけお灸の効果を知っているのか？
　日本中の人々がどれだけお灸の効果を知っているのか？
　お灸には古い、熱い、野蛮だ、煙が嫌だ等といった意見をよく聞きますが、大変素晴らしい効果があることはなぜか知られていません。
　古くから日本人は日本でうまれた〝モグサ灸〟を使った治療を行い、生き生きとした社会活動を送ってきました。しかし現代の我々は、素晴らしく発展した西洋医療と行き届いた医療により病気を治療できる環境を整えながらも、病気と病人を医療に頼り過ぎるようにしてしまったのではないかと考えるようになりました。
　江戸、明治、大正、昭和、平成、令和と時代は変わりましたが、病気と病人の数は減ったのでしょうか。現代ではスマホ検索で一般人が簡単に医療知識を調べることができ、早期発見と早期治療が大切なことは誰でも知っています。体のどこかに痛みがあれば、すぐに病気のことを調べ「○○病かもしれない」と不安になり受診をします。それでも病気と病人が減らないのはなぜでしょうか。そのために病気や病人が増えているように感じています。
　東洋医学には「未病」という言葉があり、病気になる前の状態をいいます。未病の時に個々人が自ら治療（セルフケア）す

ることで発病をせずに健康な日々が過ごせるのです。多くの方々が健康で明るく日々を過ごすため、お灸がいつでも誰でも手軽に何度でも使える電子温灸器や装置も普及しています。人生は一回しかありません。皆さまご自身に合った未病対策を見つける参考として、本書にある各先生方の極小温熱刺激（お灸）が未病対策を実践する少しのきっかけになれば幸いです。

　追伸
　灸師を目指す学生の皆様にも本書を参考にしていただければと思っております。

2020 年 11 月　　バンシン療法研究会

もくじ

N灸（電子灸）による
白血球増強効果について

宝塚医療大学 教授

中村 辰三（なかむら たつぞう）

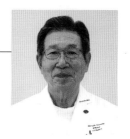

【経　歴】

1940 年　兵庫県神戸市生まれ

1971 年　同志社大学卒業

1973 年　明治鍼灸柔道整復専門学校卒業

1984 年〜95 年　明治東洋医学院専門学校校長

1995 年〜98 年　明治鍼灸大学・大学院教授、学部長

1999 年　大阪大学より博士（学術）を授与される

2007 年　森ノ宮医療大学教授・保健医療学部学部長・副学長

2015 年　宝塚医療大学保健医療学部教授・副学長

【著書など】

・『鍼灸禁忌マニュアル』共著（医歯薬出版）

・『柔道整復師のための超音波観察法』共著（医歯薬出版）

・論文「毛様体神経節刺鍼について」（1979）　他 100 余

N灸（電子灸）を用いた直灸の研究

　電子灸（N灸）の開発は、2018年、鍼型温度センサーの作製を神戸の岡崎製作所（ロケットの温度センサー作製）に、依頼したことに始まった。その時、灸の話から電子灸を作る話に発展した。電子灸の先端部分は既に特許申請している。ここまでは岡崎製作所との話だが、先端を制御し乾電池で約70度に設定出来るような本体部分を作製するメーカを探して、㈱チュウオーと共同開発することになった。

研究の背景

　直接灸（透熱灸）は日本で古くから鍼灸治療で用いられ、多くの研究がなされてきた。その効果の特徴は間接灸と異なり白血球の数的増加、遊走速度、貪食能などの増加、特に白血球数が増加することである。そこで㈱チュウオーの温灸器であるバンシンの先端を直接灸様に改良することにした。

　<u>先端の形状を直径約2mm円形で皮膚に接着し、温度67±5度、7秒間に自動設定するソフトウェアに変更したものを「N灸」と命名した。</u>

　N灸は半米粒大艾炷の燃焼温度に合わせ、ソフトを改良した家庭用施灸器具である。

　今、世界では温灸が主流で、透熱灸は日本のみであると云っても過言ではない。

　日本の透熱灸の現状は、熱い、臭い、瘢痕がのこるなどマイナス面の理由や、臨床家の立場では施灸の普及を妨げる要因としては艾炷の作成に手間がかかること、線香で点火や臭いなどの問題があり、使われにくい面がある。これを補う器具として点火せず、臭いも出ず、清潔で、簡便、安全な電子灸を考案した。鍼灸師が日常の臨床において、容易に使用できる便利な器具として、また一般人も使いやすく、長期間の施灸が容易である。特徴としてN灸により白血球、特にリンパ球

の増加を図り免疫能を高めて健康の維持増進に寄与できるものとして開発した。より頻用されるようにすることや家庭用として灸の普及を図ることを目的としている。

研究の方法

● 使用経穴：大椎、身柱、両風門、両肺兪　計6穴、6名と手・足三里、合谷計6穴6名の2群とした。

● 刺激方法：N灸（㈱チュウオー社製）を用いてレベル（ボリューム）2（温度67±5度）に自動設定し、各ツボに7秒×2回刺激する。器具先端をアルコール消毒の後、毎回、器具の先端とツボの間にラップ（耐熱温度150度）を介在して用いる。

● 所要（刺激）時間：一穴当たり7秒×2回、一人：約10分

● 評価方法：対象者に血液像項目の血液検査（刺激前後の2回）を依頼し、その検査結果を基に白血球数を刺激前・後で比較した。今回の採血は4月に着任された春山教授（医師）にお願いした。

結　果

　刺激部位の異なる6名の2群を各々統計処理するべきだが、敢えて部位は異なるが刺激量の同じ12人を合わせて統計処理してみた。5月27日の採血値を刺激前値として6月3日の刺激後値を比較し、対応のある2群のt検定を行ったところ危険率P<0.05で有意差が得られた。

	刺激前	刺激後	増減率
好中球数	3407	3949	15.9%増
リンパ球数	2154	1888	14.0%減

表1　血液3ml中の数値

表1の増減値で分かるように好中球とリンパ球は互いに反比例的の変化を示している。

　表1から、この刺激量（半米粒大、2壮に匹敵）で好中球数は約16%増加している。また別のＮ灸実験では刺激量を75度、9秒×3回（米粒大、3壮に匹敵）として、手・足三里、合谷、三陰交の4穴に週2回、2週間計4回刺激をして、その刺激前後の血液検査値を比較した。その結果は白血球数が約23%増加していた。

　従来の米粒大施灸では白血球増多現象が報告されている。しかし人体がお灸を侵襲刺激と認識するための刺激量は半米粒大で何壮かは不明であった。今回、半米粒大2壮、6穴刺激で約16%増加している事が判明した。人体は侵襲を受けて骨髄から若い好中球を血中に増加させるので、最小の灸刺激量で増加する限界を見つけたいものである。そのためには被験者数をより増やす事が必要であり多くの人の協力が必要となって来る。

　学生被験者の実験参加は教員からのパワハラ関係が拭えないので倫理委員会が許可しないのも実験のネックとなっている。

　何れにしても体を守るには、ウイルス、細菌の感染症、癌や各種疾患に対しては白血球を増加させて免疫力をアップするしか無いのであるから、コストパフォーマンスからもお灸が簡便で安価であるので、より一層普及するべきであると考えている。

▌ お灸の特徴

　お灸の変化として施灸前の白血球（1㎣）中、好中球比率は約65%であるが、施灸により70%、75%と増加し高値を示す。逆にリンパ球比率は通常30%から25%、20%と漸減する。しかし施灸を数日間隔で1ヵ月以上長期に継続すると、好中球が減り逆にリンパ球の比率が増加してくる。この現象がお灸の特徴（灸的現象）で、一般的な炎症と異な

る現象である。従って、この灸的現象はお灸による小火傷ではあるが火傷という現象と根本的に異なるところである。その根拠は炎症が体内の何処かに存在すれば血液検査では CRP 値が上昇する。お灸では初期には一般炎症と同様、CRP 値が上昇するが、施灸の継続により CRP 値は正常値に復し、さらにリンパ球比率が上昇して来る。

実際に 3.5 年間、癌患者に施灸した症例を示すと、

症　例

癌患者に対する化学療法と併用した灸療法の長期継続による白血球動態を、リンパ球比率の変化を指標として検証することを目的とした。

併せて化学療法による副作用症状の軽減についても検討した。

患者：63 歳　女性

初診：2004 年 4 月 25 日

主訴：腫瘍による不快感

現病歴：2004 年 2 月　腹部に小指頭大の腫瘍発見

4 月　人間ドック検査にて約 15cm 長大に腫脹していることが判明
　　　　国立大阪病院（現・大阪医療センター）で腹膜癌と診断

5 月 24 日　開腹手術施行

所　見

原発巣の腫瘍以外にも、腹膜の広範囲・肝臓の裏・卵巣などに対する癌細胞の播種性転移を開腹の結果確認された。

原病巣の大網腫瘍は侵襲を考慮し非摘出とし、右卵巣と転移部の試料採集のみで縫合した。

治療・経過

2004 年 5 月、手術時に腹腔内に抗癌剤（シスプラチン 100ml）を投与し、退院 1 ヵ月後から通院にて化学療法の点滴を月 1 回開始し、計 6 回、6 ヵ月間行い 10 月に腫瘍マーカーである CA125 値は正常範囲に復し、症状が安定したので以後 2006 年 5 月まで抗癌

剤の内服カプセル（UFT）を 4T/ 日服用することになった。

　手術後 2 年で卵巣が腫大して再び腹水が溜まり歩行困難になり、緊急受診した。腹水約 300ml を抽出し、抗癌剤を腹部に注入する処置を行った。この時点の腫瘍マーカー CA125 値は 410 に上昇ししていた。投薬によりマーカー値は低下して H18 年 11 月には CA125 値は正常値範囲（35 以下）に復し、以後 2 週間に 1 回の点滴処置を継続した。

灸治療

　施灸は退院直後（2004 年 6 月）から次のように行った。

施灸部位

　　腹　部：腫瘍部位の表皮 2 ～ 3cm 間隔 8 点および期門穴中心に反
　　　　　　応点 4 穴

　　背　部：肝兪・胆兪・脾兪・胃兪・腎兪・次髎穴

　　米粒大各 5 壮、2 ～ 3 日に 1 回施灸を継続した。

結　果

　　施灸により化学療法による白血球数減少が抑えられ一定水準（約 3000 ～ 4000/㎜³）に維持でき、注射により白血球を増加させる薬（G-CSF）の投与は不必要であった。

　　採血 20 回の白血球比率の平均値は次のようであった。

　　白血球数：3417/㎜³　好中球比率：46%　リンパ球比率：42%

　　顆粒球 :48.5%　単球 :9.6%（グラフ参照）

　　施灸して 3.5 年間の血液検査における CRP 値（炎症を示す）は癌再発時には上昇したが、それ以外は正常値を維持していた。つまり施灸によっては上昇しなかった。

考　察

　　癌に対する化学療法の副作用である嘔気・倦怠・痺れなどの症状は極めて軽く日常生活が送れたのは、施灸の効果があったもの

と考えられる。

　また施灸は一般的には炎症を起こすと考えられがちだが CRP 値の上昇は施灸初期のみの一時的であり、後は正常値を維持していた（灸的現象）。

　化学療法による白血球数減少が抑えられ、G-CSF の投与が必要ない水準以上に維持されたのは、施灸による白血球数増加効果が発現したものと考えられた。

　リンパ球比率が顕著に増加したことは施灸によると考えられ、これが免疫系増強に作用していると推測される。

　医師によれば術後の余命は1年・最長2年とのことであったが、3.5 年に延命できたのは灸の免疫的効用と推測される。

　家庭でもできる灸療法により免疫力を高めることが可能であると考えられる症例である。

　N灸（電子灸）は直灸（透熱灸）と比較して、白血球増多現象において遜色無く安全で、臭いも無く簡単に取り扱えるので臨床家も一般家庭でも利用しやすく、免疫力をアップできるので大いにご利用頂きたいものである。

緩和ケアにおける
電子温灸器バンシンの応用

九州看護福祉大学鍼灸スポーツ学科 教授

篠原 昭二（しのはら しょうじ）

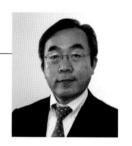

【経　歴】

1978 年 9 月　明治鍼灸柔道整復専門学校卒業・
　　　　　　　専任教員

1980 年 4 月　明治鍼灸短期大学・助手
　　　　　　　（東洋医学教室）

1987 年 4 月　明治鍼灸大学・講師（東洋医学教室）

1991 年 11 月　明治鍼灸大学・助教授（東洋医学教室）

2001 年 3 月　博士号（鍼灸学）の学位取得

2003 年 4 月　明治鍼灸大学・大学院 教授

2008 年 4 月　大学名を明治国際医療大学に改名

2014 年 4 月　明治国際医療大学を退職
　　　　　　　九州看護福祉大学・鍼灸スポーツ学科　教授

2015 年 11 月　九州看護福祉大学大学院　教授

はじめに

　緩和ケアにおける鍼灸治療の役割は少なくなく、特に、ターミナル中期から後期にかけて、担がん患者さんの愁訴は非常に多くなると共に、薬物療法等では十分コントロールしがたいことが少なくない。そんなとき、西洋医学的な治療を妨げることなくツボ処方を加えることによって対応可能な鍼灸治療は、しばしば有用であることが多い。例えば、鎮痛効果を目的としてモルヒネを多用することによってしばしば便秘や嘔気、嘔吐を訴えることがある。便秘に対しては緩下剤が処方されるが、患者さんによっては、下痢や腹痛に苦しむことが少なくない。これに対して、整腸剤がさらに投与されるといったケースを見かけることがある。このような場合に鍼灸治療を併用することによって、緩下剤の投与をすること無く便通を改善しうる可能性がある。また、緩下剤の服用による下痢をツボ処方や刺激の与え方を変えるだけで対応することも可能である。

　また、ターミナル中期から後期、直前期にかけて、様々な愁訴に苦しむことが多く、これらの愁訴に対して薬物で対応するときには多くの薬剤を投与される必要があり、患者さんにとってはかなりの苦痛を伴うことになりかねない。時には患者さんは主治医に訴えると薬の投与量が増えるので我慢をするといった場面に遭遇することもある。

　鍼灸治療は、患者さんの状態を臓腑や経絡の異常として捉え、愁訴を誘発する臓腑や経絡と関連する経穴に対して鍼や灸の刺激を与えることによって症状をコントロールするものであり、ツボ処方を変えることによって、多くの愁訴に対応することが可能である。また、愁訴が多いからといって刺激する経穴が比例して増えるわけではなく、患者さんに与える負担はそれほど大きなものでは無い[1, 2]。

　緩和ケア病棟あるいは緩和ケアチームで仕事をするとき、初めは医師やスタッフが鍼灸治療の効果や特徴を理解できず、どういった患者

さんを紹介したら良いのか悩まれることがほとんどであるが、慣れてくるほどに鍼灸治療のオーダーが増えてくる傾向がある。

　なお、病院内では灸治療（線香の匂いが忌避される）はできないことから、煙や匂いのしない温熱療法を工夫する必要があり、そういった意味において、電子温灸器バンシンは最適な治療ツールの一つであろう。

がんの進展に伴って、体調（感受性）が変わる可能性がある

　担がん患者さんの鍼灸治療の併用をスタートして症例を重ねるうちに、興味深い特徴に気づかされることとなった。それは、初期（早期）あるいは進行がんで外科手術を適用される患者さんの場合には、研修鍼灸師レベル（卒後2年）の鍼治療でも十分効果を期待することが可能であるが、術後再発してがんの転移と共に再入院をされたようなケースでは、徐々に全身状態が悪くなり、食事が摂れなくなることが少なくない。このような状況において鍼をするときには、しばしば鍼の切皮時に痛みを訴えるようになり、無理に我慢して鍼を行うと、痛みが強くなったり、発熱を来すことが観察されることがある。これは、正気の虚損により切皮によって却って正気を漏らす危険性があることを示唆するものである。したがって、虚実挟雑の状態から、正気の虚損がひどくなった場合には、鍼治療は痛みを与えないような配慮もしくは、鍉鍼や温灸治療等に切り替える必要があると思われる。このような段階では、温灸器の使用は合理的であろう。

　なお、無理に鍼をした時の免疫反応を調査した結果、鍼刺激がマイナスに作用する可能性があることも明らかとなったことから、特に注意が必要である[3]。

具体的な愁訴に対する治療方法の紹介

それでは、以下にバンシン（電子灸）を用いた具体的な治療法について解説する。

（1）口腔内の乾燥

担がん患者さんでは、しばしば抗がん剤の投与が行われるが、骨髄抑制が起こると腎陰虚が引き起こされることになり、頑固な口腔内の乾燥（口干）を生じる。腎陰虚から、肝陽の亢進が起こるとさらに症状は悪化しやすい。また、肝の変動は胃熱を誘発することもあり、そうなると口干はさらに顕著になる。

腎陰虚による口干に対しては、然谷、照海、太渓（図1）、腎兪、志室（図2）等の経穴へのバンシン刺激が重要で、補腎（陰）を期待するものである。

また、肝陽の亢進に対しては、補腎が重要である（滋陰潜陽）が行間、太衝（図3）、期門（図4）等の経穴へのバンシン刺激による疏肝理気も有用である。

胃熱に対しては、内庭、外・内庭（図5）へのバンシン刺激が有用である。

（2）不眠、寝付きが悪い

睡眠は、陰気が盛んになると眠り、

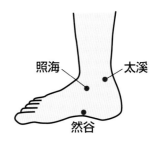

図1　然谷、照海、太渓

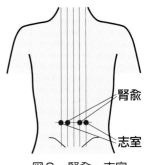

図2　腎兪、志室

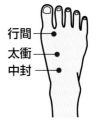

図3　行間、太衝、中封

陽気が盛んになると覚醒する。担がん患者さんで抗がん剤治療を行うと腎陰虚を来すことによって、不眠に悩まされることが少なくない。このような場合には、上述した腎陰虚の治療としての然谷、照海、太渓（図１）、腎兪、志室（図２）等の経穴へのバンシン刺激が重要であるが、肝陰虚、心陰虚等でも不眠を来すことになる。肝陰虚の場合には、行間、中封（図３）、曲泉（図６）などの経穴への刺激を行い、心陰虚の場合には、少海、神門、少府、内関、労宮（図７）等への刺激を行う。

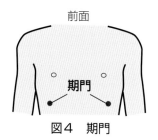

図４　期門

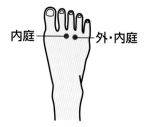

図５　内庭、外・内庭

（３）口内炎、舌のアフタ、口唇の荒れ

　薬剤の副作用やストレスによる肝胃不和等から容易に胃熱を来たすと頑固な口内炎、舌痛、口唇の荒れ、口角の炎症（アクチ）が生じることが多い。このような場合には、内庭、外・内庭（図５）への刺激が非常に効果的である。

　舌尖のアフタは、心熱によるものであり、少府、労宮（図７）等を刺激すれば良い。

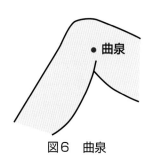

図６　曲泉

（４）便秘、下痢、腹痛

　モルヒネなどのオピオイドやその他の鎮痛剤の服用によりしばしば便秘が

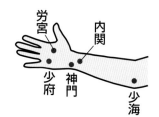

図７　少海、神門、少府、内関、労宮

起こることがある。腹痛を伴う場合は
疏肝理気を図るために、行間、太衝、
期門等の経穴へのバンシン刺激を行う。
また、慢性の便秘の場合には、太白、
公孫（図8）、足三里（図9）や脾兪、
胃兪（図10）へのバンシン刺激を行う。

下痢に対しては、中脘、天枢、大巨、
関元（図11）等の腹部へのバンシン刺
激を行うと良い。慢性的に消化器系の
働きが低下して軟便や下痢が持続する
場合には、太白、公孫（図8）、足三里（図
9）等が良い。

※便秘と下痢と同じツボ刺激ではな
いかと思われるかも知れないが、鍼灸
では同じ経穴への刺激を行っても、生
体の条件によって双方向性の作用が誘
発されることが判っている。

（5）腓返り、筋痙攣

腓返りや筋の痙攣は肝血不足あるい
は肝郁気滞（肝陽の亢進）で生じること
が多い。肝血不足の場合には、足三里(図
9)、太衝（図3）、三陰交（図12）が
お勧めである。

肝郁気滞の場合には、疏肝理気を図
るために行間、太衝（図3）、期門（図4）
等の穴が良い。

※あるとき、68歳の女性が腓返りを
訴えて来院した。目の疲れ、手足末端

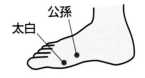

図8　太白、公孫

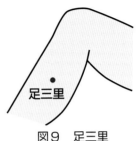

図9　足三里

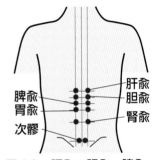

図10　肝兪、胆兪、脾兪、
胃兪、腎兪、次髎

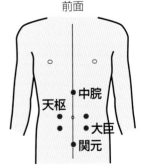

図11　中脘、天枢、大巨、
関元

の痺れ、淡白舌、脈は濇等から、肝血
不足による病症であることが明らかで
あった。そこで、足三里、太衝、三陰
交への直接灸を勧めた。しかし、跡が
残るお灸は嫌だという。そこで、ツボ
灸による熱刺激を行った所、ほぼ毎晩
起こっていた腓返りは治療後３日間は
起きなかったという。そこで、今回は

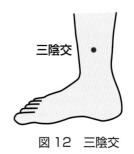

図12　三陰交

鍼でやってみましょうということで鍼治療を行った所、２日間しか効
果が無く、温灸の方が良かったとのこと。もっと効果的な治療法があり、
それは直接灸ですと言って、半米粒大直接灸７壮施灸を受けて頂いた。
その結果、前回の治療後、全く腓返りは起きなかったとのこと。これ
以後、お灸は嫌だという言葉は聞かなくなった。

（6）肩甲間部のこり

　担がん患者さんの肩こりにはいくつかの特徴がある。

　①肩上部から肩甲間部にかけて張ったような詰まるような感じがす
る場合は、気滞型のこりであり、このときは、疏肝理気を目的として、
行間、太衝（図３）、期門（図４）等を刺激すると共に、こったという
部分に満遍なく刺激を行い、全体的に発赤が現れたなら、それで終了
である。赤みが出たのは血が循環した
ことを意味するものであり、気滞が取
れた証拠である。

　②肩甲間部に重いような、怠いよう
な、こったような、押して貰うととて
も気持ちが良いというのは、気虚隠痛
によるものである。これは、心肺の気
虚がベースにあり、肺兪、厥陰兪、心

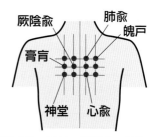

図13　肺兪、厥陰兪、心兪、
魄戸、膏肓、神堂

兪、魄戸、膏肓、神堂（図13）等の穴を
刺激すると良い。

　③肩甲間部から肩上部にかけて重怠いこ
りがある場合は、脾虚湿痰がベースである。
したがって、太白、公孫（図8）、豊隆（図
14）、脾兪、胃兪（図10）といった経穴へ
の刺激が必要であり、その上で、肩甲部の
愁訴部位周囲への刺激を追加すれば良い。
局所の刺激は、発赤が目安である。

　④肩上部から側頚部にかけての動作時痛
があれば、これは経筋病である。足少陽経
筋（胆経）、手少陽経筋（三焦経）、手太陽
経筋（小腸経）、足太陽経筋（膀胱経）等が
関連している。肩井付近の緊張と圧痛が顕
著であれば、足少陽経筋病であり、侠渓、
地五会、足臨泣（図15）等が治療穴となる。

　⑤天髎付近の緊張と圧痛が強ければ、手
少陽経筋病であり、液門、中渚、外関（図
16）等が治療穴である。

　⑥肩外兪付近の緊張と圧痛が顕著であれ
ば、手太陽経筋病であり、前谷、後渓穴（図
16）が治療穴である。

　⑦後頚部の緊張と圧痛が顕著であれば、
足太陽経筋病であり、申脈、京骨、束骨、
足通谷（図15）が治療穴である。

　上記のツボ刺激を行って症状の変化を確
認した上で、局部への温灸刺激を追加すれ
ば良い。局部の刺激のドーゼは、発赤を目

外側

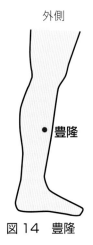

図14　豊隆

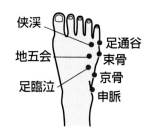

図15　侠渓、地五会、
足臨泣、申脈、京骨、束骨、
足通谷

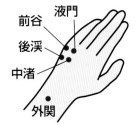

図16　液門、中渚、外関、
後渓、前谷

安とすればよい。

おわりに

　担がん患者さんでは、病の進行に伴って、種々の症状が加重して生じてくることから、コントロールは非常に難しいのが現状である。しかし、温灸刺激であれば、症状が強くなれば自分でツボ刺激をしたり、家族がツボ刺激を行うことによって症状の緩和に貢献することも可能である。第一危険性がなく、副作用が極めて小さい治療法であることから、繰り返しの治療には最適である。緩和ケアの現場では、患者の家族から、バンシン等のツールの購入を求められることもある。

　緩和ケアにおいて、患者さんの求める苦痛は多種多様であるが、ごく一部の愁訴についてのみ解説した。何らかの参考になれば幸いである。

［参考文献］
1）糸井啓純、篠原昭二：緩和ケア鍼灸マニュアル、43-48，医歯薬出版、2014.
2）日本医師会編、緩和ケアガイドブック青梅社、20-39、2013.
3）篠原昭二、渡邉勝之、和辻直、石丸圭莊、岩昌宏、畑幸樹、咲田雅一：鍼刺激がおよぼす生体免疫学的パラメーターの変化について（担癌患者に対する反応性の検討）、明治鍼灸医学、11：pp19-25,1992.
4）奥野英子、篠原昭二、宇都宮由美子、咲田雅一：マウス免疫能の灸刺激後の変化について、明治鍼灸医学、15：pp47-51,1994.
5）塚越大晃、篠原昭二、咲田雅一：マウス移植腫瘍の増殖に及ぼす施灸刺激と漢方薬投与の影響、明治鍼灸医学、20号：19-28，1997.
6）篠原昭二、渡邉勝之：緩和医療における鍼灸．緩和医療学、5（3）、235-241、2003.

電子温灸器を有効に
活用する為の基礎知識

～そもそもお灸ってなぁに？～

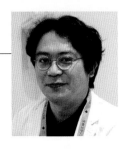

慶應義塾大学 医学部 漢方医学センター

鳥海 春樹（とりうみ はるき）

【経　歴】

1971 年　東京生まれ

1997 年　日本鍼灸理療専門学校昼本科卒業

　　　　東京健康づくりセンター研修生

　　　　健翔指圧治療院 鍼灸按師

1998 年～ 2002 年　（医社）雙和会 原整形外科病院 理学診療科 鍼灸師

2002 年～ 2004 年　自由が丘鍼灸院 副院長

2002 年～現在　鳥海鍼灸院 院長

2005 年　東京理科大学理学部 II 化学科卒業

2008 年　慶應義塾大学大学院医学研究科修士課程修了　修士（医科学）

2009 年～現在　独立行政法人 放射線医学総合研究所 客員研究員

2011 年　慶應義塾大学大学院医学研究科博士課程修了　博士（医学）

2015 年～現在　慶應義塾大学 准教授（訪問）

現在　慶應義塾大学 医学部 漢方医学センター 講師（非常勤）

　　　慶應病院 漢方医学センター／痛み診療センター 鍼灸外来

【所　属】

日本脳循環代謝学会 評議員／日本神経学会 会員／日本頭痛学会 会員

日本自律神経学会 会員／日本疼痛学会 会員／日本微小循環学会 会員

慶應医学部三四会 会員／東京都鍼灸師会 業務執行理事（研修事業担当）

東洋医学ってどんなもの？

　この本の主題である「電子温灸器」というものは、読んで字の如く「灸」という伝統的な健康法を、簡便に行えるようにした器械です。でも皆さま、そもそも「お灸」って何だか御存じでしょうか。現在のところ、「灸」はその効き目が科学的に解明されていないので、この「お灸ってなぁに？」という問いにはっきり答えられる人は実は殆どおりません。一般的には、現代医学ではない何か民間療法的なもの、少し怪しいリラクゼーションみたいなもの、という印象が、お灸のイメージではないでしょうか。

　しかしながらこの「お灸」、本当は非常に由緒ある（？）、強力な医療技術なのです。「東洋医学」という言葉をお聞きになったことがあるかと思いますが、お灸は、この東洋医学の"主役"と言っても過言ではありません（これについては後述します）。いわゆる「東洋医学」というものは、紀元後2世紀頃（後漢末期、三国志の時代）に華北平原で出来上がったとされるもので、その後、もちろん日本を含む東アジア全域で活用されてきた伝統医学を指します。その内容は、「飲み薬（漢方薬）」と、「物理療法（鍼灸按摩）」の二本立てで構成されています。この『病気の予防や治療のために「飲み薬」と一緒に「物理療法」を併用して処方する』点が、東洋医学の第一の特色です。

　現代の医学も「飲み薬」と「物理療法」の併用は一般的です。例えば変形性膝関節症で整形外科を受診すると、痛み止めや軟骨を保護する様な「飲み薬」と温めたり低周波治療器を使うという「物理療法」が処方されます。でも、これがなかなか上手くいかないことが多いのはよく御存じの通りです。あまり効果が無いまま無駄に痛み止めを沢山飲んでしまい、副作用に困る、病院代が高くつく、といった状態に陥ることも少なくありません。

　では「東洋医学」なら、こういうケースに対応できるのでしょうか？

　答えは「かなりの場合、対応できます」。ではなぜ対応できると言えるのでしょうか。

　図1を見て頂くと判る通り、現代医学と東洋医学の一番の“違い”は、「物理療法」の位置付けです。東洋医学では、物理療法を飲み薬と同等の力を持つ治療法として重視します。今も昔も医学の中心をなしている「飲み薬」という治療法は、それが現代薬であろうと自然素材を使った漢方薬であろうと、構造的に「副作用」が起こってしまいます。飲み薬は腸から吸収され、血中に入った薬剤を全身に巡らせる方法ですので、その薬剤が“不要な場所”にも巡ってしまい、これが副作用を起こします。東洋医学の大きな特徴である「物理療法」、つまり「鍼灸按摩」は、どうしても副作用が出る「飲み薬」の代わりに、同じくらいの効き目を持つ方法はないかと考えられ、発展してきた治療法なので

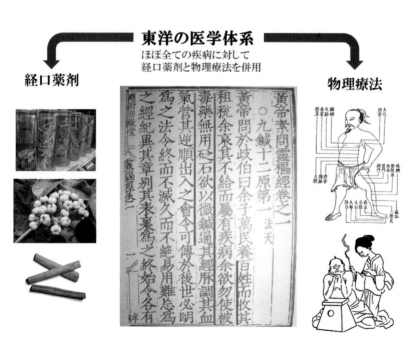

図1

す。つまり、薬物治療と同等以上の効き目を出すための工夫が為された方法なので、お薬の補完的な治療として使われている現在の物理療法とは、成り立ちからして違うのです。本気で病気を治すために考え出された物理療法が、鍼灸按摩です。

このため、アレルギーなどでお薬が使えない場合、あるいは強いお薬を身体が受け付けない場合、「鍼灸按摩」を併用すると、その分お薬の量を減らせたり、効き目を増強したり出来ます。そして、この東洋医学における鍼灸按摩という「物理療法」のうち、"最強選手"の呼び名が高いのが、そう、「お灸」です。

▎積極的な予防のための"未病"について

さて、お灸が最強である事の説明に行く前に、まず私たちが人生を送る中でどうしても出合ってしまう「病気」というものの「東洋医学的な捉え方」について、整理してみましょう。抗生物質など、現代のような感染症対策が確立されていなかった時代、東アジアでもチフスやコレラ、黒死病（ペスト）など、怖ろしい感染症の流行がありました。有史以来、これらの記録は枚挙にいとまがありません。病原微生物が特定できなかった時代、これらの感染症予防の為に人々が考案した方法は、洋の東西を問わず「予防」でした。普段から身体のメンテナンスをして免疫力を向上させ、病気に対する抵抗力を付けようとしたのです。後漢末期から三国時代に蔓延した腸チフスを契機に張仲景という人が記した『傷寒雑病論』という診断・治療の教科書は、現在でも東洋医学の原典として重んじられています。

このような感染症に対する診断・治療の知見の収集は、「病気にかかりやすい状態（未病）」を早めに発見して対処しようとする「予防医学」としての東洋医学の性格を決定づけました。健康な状態を逸脱してしまっている身体の状態（未病）を積極的に発見して、その時点で病気に

ならないように身体を元通りに治してしまおう、というわけです。これは「本治法」と呼ばれる東洋医学の主たる治療戦略なのですが、簡単に言えば、何とはなしの守りの予防ではなく、非常に積極的な「攻めの予防」を主体にする、これが東洋医学の本体なのです。

▌攻めの予防の指標は“コリ”だ！

　さて、ここで問題になるのが、「病気になりそうな身体の不具合なんて、どうやってわかるの？」ということです。未病、未病と簡単に言いますが、その「未病の状態である」という判別はどうするのでしょうか。実は病気のある身体はもちろん、未病の状態にある身体には特徴的な「コリ」が出来ます。肩頸コリ、背中や腰のコリなど、みなさま日常的に色々なコリが出来た経験があると思いますが、実はこの「コリ」、東洋医学においては身体の慢性的な変調の表現として捉えられる重要な指標なのです。「経絡」という言葉を聞いたことがあるかと思いますが、東洋医学では、身体の表面を14の経絡（領域）に分けて考えます（図2）。14の経絡それぞれに身体の機能が振り分けられており、たとえば腎機能が悪い時は腎機能に関連する経絡にコリが出来る、肝機能が悪い時は肝機能に関連する経絡にコリが出来る、などなどです。様々な身体機能の変調は、その身体機能に関連する経絡に大なり小なり「コリ」を作ります。このような経絡の変動（コリ）は、病名が付かないレベルの身体の不調（未病）であっても出来てくるので、経絡のコリをきちんと把握できれば、その体の未病の状態を検出出来る事になります。

　この「コリ」には、「良いコリ」と「悪いコリ」が有ると想定されており、特に問題になるのは、慢性的な身体の不具合により形成される「悪いコリ」です。慢性的な身体の不具合は、その不具合に対応する「経絡」に沿って仲間の悪いコリを量産し、全身に「悪いコリの地図」を

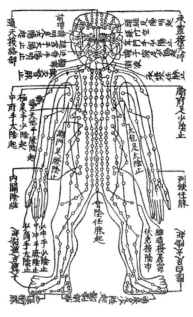

図2

　形成している可能性が高いです。一度全身に出来上がった「コリの地図」は身体に染み付いた「悪い癖」となり、その悪い癖がつく原因になった元の病気（身体機能の低下）が「治るのを邪魔」したり、「病気を増悪」させたりしていると考えられます。私たち慶應義塾大学医学部漢方医学センターでは、この身体の不具合を表現する「コリの地図」をConjugated Regional Inhomogeneity-Map（CORI-Map：連結した局所の不均一状態の地図）と呼んで、分子生物学的な分類と解析を進めています。（図３）

　つまり、身体に付いた「悪い癖≒未病」を見つける為の便利な方法として、経絡の概念が生み出され、そこに形成されるコリに意義付けがされてきたのです。この身体に付いた悪い癖を「経絡」として分類する事こそ東洋医学の第二の特徴であり、現代の医学を発展させる可能性を秘める最大の魅力です。

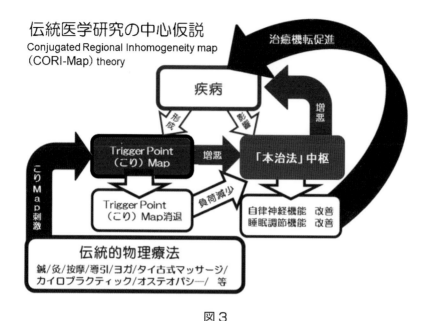

図3

　あなたや御家族のしぶとい肩コリや背中のコリ、もしかしたら体の他の部分にも悪いコリの仲間が居て、それらは CORI-Map を形成しているかもしれません。コリを軽く見てはいけないのです。

未病を治すために悪い " コリ " を無くそう

　さて、未病を含む身体の不具合が、経絡に沿って「CORI-Map」を形成し、一度出来上がった CORI-Map は、その元になる身体不調を維持したり増悪したりするという事、お分かり頂けたと思います。コリは、現代の私達の一般的な認識よりも、実際には格段に悪いヤツなのです。このコリを普段から無くし、全身に及ぶ CORI-Map に成長しない様にすることが、身体を元気に保つ秘訣と言えます。

　このコリを無くす為の方法が、鍼灸按摩です。鍼灸按摩という東洋

医学の物理療法はすべて、身体に「極微細な損傷」を付けて身体の「自己修復機能」を引き出す方法です。鍼は「刺傷」、灸は「火傷」、按摩は「打身」です。鍼灸按摩の効果のメカニズムは、身体に微細な「刺傷」、「火傷」、「打身」をつける事で、それを修復する反応を全身性に引き起こし、身体にとって悪玉である慢性的な CORI-Map を崩したり小さくしたりすることだと言えます。鍼灸按摩により CORI-Map が縮小して身体の悪い癖が消え、自然治癒力の復活がなされるわけです。

┃ セルフケアを重視する東洋医学の長男坊たる“お灸”

　コリは実は予想以上に悪いヤツで、それを鍼灸按摩で無くすことで身体についた悪い癖が消え、自然治癒力が盛り上がる、という事、お分かりいただけたと思います。

　でも、鍼灸按摩なんてかかった事無いし、実際にやるには敷居が高いなぁ…、という方も多いと思います。

　実は「鍼」と「按摩」は専門的な技術力がその効果を大きく左右します。上手くないと効かないのです。つまり「鍼」と「按摩」は、プロの鍼灸院やマッサージ院に通院して受けて頂かねばならないのですが、なんと「灸」は、多少ツボを外してもしっかり効くのです。これは、一般の方が御自分でセルフケアとして行うのに非常に適した特性です。

　「鍼による刺傷」や、「按摩による打身」は、それ自体は殆どその日のうちに治ってしまいます。「鍼」と「按摩」は、一回の治療で付けた刺激はすぐ消える＝上手な治療でないと長期におよぶ身体反応は起こせない、のです。その特性も「神経系」を介した早い反応が主体と考えられています[1]。しかしながら「灸による火傷」は、少なくとも治癒に４〜５日はかかります。つまり治療として身体に付けた刺激としては、鍼・按摩と比較にならないほど長引く＝身体に長期に影響を与える、という事です。その特性も、「血管系」や組織の「免疫系」を介

34

したゆっくりした反応が主体と考えられます[2]。即効性のある鍼灸按摩に比べて、お灸はゆっくりですが長期亘って全身に影響を与えるのです。

　こだわりの技術は必要なく効き目が長い、これが、お灸が「最強」と言われる所以です。

　鍼灸院に通院するにしろ、身体に付いた悪い癖を取るには半年や一年といった時間がかかります。しかし、自宅でセルフ灸を併せて行ったらどうでしょう。悪い癖が消えるまでの時間はぐんと短縮され、その分、元気で過ごす人生の時間を増やせるわけです。

　東洋医学の第三の特徴として挙げられるのは、それが双方向性であることです。現代の医療は医者➡患者さんへの一方通行になりがちと言われます。東洋医学は、プロの指導の元、ご自分のお身体を自宅灸や運動などでセルフケアして整え、それをまたプロに見せて現状に合ったセルフケアを一緒に考え、身体を変えていく治療法なのです。

┃ コスパの良いセルフケアで快適ライフを！

　様々なストレスが存在する現代において、ほとんどの方は大なり小なり「未病」という状態にあります。長い年月かかって身体に「悪い癖≒CORI-Map」が付いている、ということです。この慢性的な悪い癖を取る為には、運動や食習慣など、継続的な身体のケアが必要になりますが、言うは易くなかなか皆様そうも言っていられません。

　そこで非常にコスパの良い、「身体の悪い癖取り法」として、この由緒ある（？）お灸を活用いたしましょう。

　本当のお灸というのは、お灸の痕が付かない様に据えるのはやはり相当技術が必要なのですが、お灸の特性を活かした電子温灸器という機器にしたことで、名人がする様な熟練性を持ったお灸刺激を、だれでも上手に出来るようになりました。

私達は、このような伝統技法を活かした精度の高い機器を、広く地域医療の中で活用出来るようにしていく事が、現代の鍼灸師の務めと思っています。是非みなさま、専門的な事はご近所の鍼灸院などでアドバイスを頂きつつ電子温灸器バンシンを使い倒して、ご自分の身体の悪い癖をきれいに無くして頂きたいと思います。

１）内田さえ , 堀田晴美 . 鍼灸刺激効果の神経性機序 , アンチ・エイジング医学 - 日本抗加齢医学会雑誌 Vol.5(3),24-29,2009
２）東家一雄 , 基礎研究の立場から見た灸の治療効果に関する一考察 , 鍼灸 osaka Vol25(3),59-64,2009,

「転ばぬ先の杖」としての
「ツボと電子温灸器」の活用法

～養生・予防は治療に勝る。自分の健康は自分で守れ！～

医療法人社団健育会 湘南慶育病院鍼灸外来 鍼灸師
福島 哲也 （ふくしま　てつや）

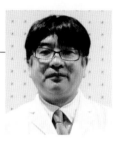

【経　　歴】

1965 年生まれ

1988 年、日本鍼灸理療専門学校（花田学園）本科
卒業。あん摩マッサージ指圧師（1987 年）、はり師、
きゅう師（1988 年）免許取得

2002 年〜現在：東京医療専門学校鍼灸マッサージ教員養成科非常勤講師

2017 年〜現在：医療法人社団健育会　湘南慶育病院鍼灸外来

2019 年〜現在：慶応義塾大学医学部　漢方医学センター非常勤講師

【所属学会・研究会】

日本伝統鍼灸学会、日本刺絡学会　会員

灸法臨床研究会（主任講師）、東京九鍼研究会（講師）

【著書など】

・『深谷灸法による病気別症候別灸治療』（緑書房）

・『灸療閑話』（ヒューマンワールド）

・『ビジュアルでわかる九鍼実技解説 』※共著（緑書房）

・DVD『深谷灸法実践講座』（緑書房）

未病セルフケア教室

　私は、神奈川県藤沢市にある病院の鍼灸外来で患者さんの治療をする傍ら、セルフケアの啓蒙・普及活動の一環として、鍼灸外来や当院他科を受診しているかただけではなく近隣にお住まいの一般市民のかた向けに、「未病セルフケア教室」という健康講座を2018年7月〜2020年3月まで月に2回ほど開催していました（※2020年9月現在、残念ながら新型コロナの影響により休止中です）。

　講座の前半は、「東洋医学（鍼灸や漢方など）の視点から見た身体のしくみや病気の原因」や「ツボを使ったセルフケアの方法の紹介」などの簡単なお話をし、そのあと15分ほどの休憩（トイレタイム）を挟んで、後半は「ツボの取り方や各種の刺激方法」や「本格的なお灸のやり方（もぐさをひねって皮膚上のツボに置き、線香で火をつける方法）」などを実際に体験してもらいました。せっかくなので、ある日の「未病セルフケア教室」を少しだけ再現してみましょう。

未病って、なあに？

　WHO（世界保健機関）憲章の前文では、「健康」についてつぎのように定義をしているのですが、「未病」というのは、いったい何（どんな状態）なのでしょうか？

　「健康とは、病気でないとか、弱っていないということではなく、肉体的にも、精神的にも、　そして社会的にも、すべてが満たされた状態にあることをいいます。」（日本WHO協会訳）

　ここで、簡単なクイズを出しますので、皆さん答えてみてくださいね。

Q. 「未病」について、適当なものはつぎの３つのうちどれでしょうか？

　①未（ひつじ）の病気のこと。

　②かなり進行してしまった末期の病気のこと。

　③病気の前段階（病気未満）や初期の病気のこと。

※正解はあとで発表しますので、お楽しみに！

聖人は未病を治す

　東洋医学的な健康観では、「気（生命エネルギー）」・「血（血液）」・「水（血液以外の体液）」の３つが過不足および滞りなく全身を巡り、五臓六腑（内蔵）の働きやバランスがちゃんと取れていれば、病気にはならないとされています。

　古代中国の医学書『黄帝内経素問』の四気調神大論という篇には、「聖人は已病を治さずして未病を治す」という記載があります。これは、「優れた医師は、病気になってからではなく、病気になる前から治療を始める」という意味です。

セルフケアにおすすめのツボ

1. 足三里

　「足三里」は、養生灸の定番として昔からセルフケアに使われてきた有名なツボです。また、万能ツボともいえるほど多くの効果・効能（長寿、強壮、健脚、健胃、中風予防、のぼせの引き下げなど）が期待できるところであり、多くの逸話が残されていますので、その一部を紹介します。

●松尾芭蕉の『おくのほそ道』の冒頭に、「月日は百代の過客にして、行きかふ年もまた旅人なり。…（中略）…ももひきの破れをつづり、

笠の緒付け替へて三里に灸据うるより、松島の月まづ心にかかりて〜」という記載があります。「足三里」へのお灸は長旅による足の疲労解消だけではなく、食あたりや病気の予防に用いられていたようです。

●江戸時代に滝沢馬琴によって書かれた『玄同放言』という本の中に、三河の国の百姓・萬平一家が子孫三代（萬平 242 歳、妻たく 221 歳、子の万吉 196 歳、その妻もん 193 歳、孫の万蔵 151 歳、その妻やす 139 歳）の夫婦で江戸にある永代橋の架け替えのときに渡り初めをしたという話があり、長寿の秘訣を尋ねられた萬平は「月初めに三里の灸をすえているだけだ」と答えたそうです。

●昭和初期に「結核に感染したウサギにお灸をすえたら抵抗力が増した」という研究で博士号を取得した原志免太郎医師は、腰仙骨部の八ヶ処と足三里の灸とで万病を治せることを提唱し、自身も足三里の灸をすえ続けて 118 歳の天寿を全うしました。

2. 大椎、風門

東洋医学では、病気の原因を外因、内因、不内外因の３つに分けています。外因（主に気候の変化）には、風邪、寒邪、暑邪、湿邪、燥邪、火邪・熱邪があり、これらを六淫と呼んでいます。俗に、「かぜは万病のもと」といわれていますが、古代中国では上背部にある「風門」というツボから風邪や寒邪が身体の中に侵入し、そのあと後頚部にある「風池」というツボに溜まり、さらに後頭部にある「風府」というツボに集まって身体の奥深くに入り込むとするのだと考えていました。皆さんも何回となく体験されていると思いますが、かぜの引きはじめには首筋あたりがゾクゾクとしたり寒気がしますよね。これは、すでに風寒の邪に侵された状態なのです。

かぜを引きやすい人は普段から首すじを冷やさないことが大切です。スカーフや手ぬぐいを首に巻いたり、ドライヤーの温風やお湯を入れ

たペットボトルで「大椎」や「風門」の周囲を温めておくとよいでしょう。なお、火傷をしないように温度の調節を忘れずに！

効かせるためのツボの取りかた

●足三里：①膝を立てて、膝のお皿の下にある２つの凹みのうち外側の凹みから下方に指４本分（人差し指、中指、薬指、小指を揃えた状態で、指先から２番目の関節の高さでの横幅）行ったところに取ります。

②膝を立てて、すねの骨の前縁を指で撫で上げていき、指が止まったところの外側へ親指の横幅１本分のところの筋肉（前脛骨筋）上に取ります。（図１）

※どちらの方法でも同じところが取れます。また、指で強めに抑えると足先に響く感じがします。

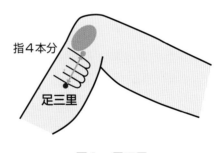

図１　足三里

●大椎：首を前に曲げると、首の後ろと背中の境目あたりにボコッと大きく飛び出た骨（第７頸椎の棘突起）があり、この骨の出っ張りの下にある凹みに取ります。（図２）

●風門：まず、「大椎」から下に指３本分（人差し指、中指、薬指を揃えた状

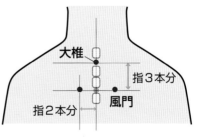

図２　大椎、風門

態で、指先に一番近い関節の高さでの横幅）、あるいは背骨の出っ
張りを２つ越えたところの凹みをランドマークにし、そこか
ら外側に指２本分（人差し指と中指を揃えた状態で、指先から２
番目の関節の高さでの横幅）の左右２点に取ります。（図２）

　効かせるためツボ取りのコツは、教科書的なツボの位置を目印にし
て、その周囲を親指１本分ぐらいの範囲（上下左右斜めで８点ほど）を
指で押さえて確認することです。他のところと比べて痛みのあったり、
深部や別のところに響くようなところがあれば、そこに使ったほうが
より効果的です。

▎電子温灸器の使いかた

●養生灸として「足三里」を使う場合は、毎日おこなっても構いませ
ん（左右３回ずつ程度）。ちなみに、江戸時代末期の『一灸万全』と
いう書物には、すえる数（壮）を変えながら８日間続ける方法が記
されています。

　1日目：左足９壮、右足８壮
　2日目：左足11壮、右足９壮
　3日目：左足11壮、右足11壮
　4日目：左足11壮、右足９壮
　5日目：左足10壮、右足９壮
　6日目：左足９壮、右足９壮
　7日目：左足９壮、右足８壮
　8日目：左足８壮、右足８壮
　　※お灸をすえる数のことを「壮」といいます。

これは、刺激の慣れを防ぐための工夫で、「断続施灸」と呼ばれており、

10日間で1クールとし8日間すえて2日間休むことを繰り返します。

●かぜの引きはじめや予防には、まず「大椎」に5〜7回おこないます。そのあと、左右の「風門」にも3〜5回ずつ行います。刺激回数は、身体の深部に熱が浸透するのを限度とします。首すじから上背部にかけての範囲が温まってくればOKですが、ツボの周囲の皮膚に赤みが出たときを目安にしてもよいです。熱さをあまり感じない場合は、それ以上でも構いません。

電子温灸器のメリット

「未病セルフケア教室」の受講者の大半は、健康意識の高い70歳以上の女性のかたでしたが、皆さん熱心で常連のかたの中にはその辺の下手な鍼灸師より上手にツボを取れるようになったり、本格的なお灸をすえられるようになったかたや、教室で紹介した養生灸を現在も続けられて元気でお過ごしのかたもたくさんいらっしゃいます。

なお、受講者の年齢層が比較的高かったからなのか、「お灸の痕がつくのは嫌」というかたはあまりいらっしゃらなかったのですが、「米粒くらいの大きさのモグサをひねったり、それに線香で火をつけるということが老眼のために難しい」というかたや、「煙りやニオイが家族に嫌がられる」、「一人暮らしなので火の始末が心配」というかたが少なくありませんでした。

そこで、㈱チュウオーさんの電子温灸器（バンシン、一灸）をお借りし、皆さんに何度か体験してもらいましたが、通常のお灸での「小火傷や灸痕」、「モグサや線香の扱い」、「煙りやニオイ」、「火の始末の心配」などの問題点もクリアでき、高齢者はもちろん、若年層の「温活・灸活」の敷居を数段低くできるツールだと確信しました。また、「いつでも、どこでも、誰にでも手軽にできる」のが最大の魅力であり、素人にも安全に定量的な温熱刺激ができることが今までにないメリットだとも

感じました。

　皆さん、「転ばぬ先の杖」として、電子温灸器を日々のセルフケアに活用してみてください。

※では、最後にクイズの答えを発表します。正解は、「③病気の前段階（病気未満）や初期の病気のこと」でした。

お灸に関するエピソード

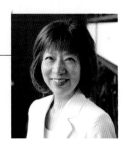

四国医療専門学校 副学校長
大麻 陽子（おおあさ ようこ）

【経　歴】
1986 年 3 月　四国鍼灸専門学校（現・四国医療専
　　　　　　　門学校）本科卒業
1986 年 4 月〜 1991 年 3 月
　　　　　　　四国鍼灸専門学校 附属治療院 勤務
1993 年 3 月　東京医療専門学校 教員養成科卒業
1993 年 4 月〜現在
　　　　　　　四国医療専門学校 鍼灸マッサージ学科・鍼灸学科教員
2014 年 4 月〜現在　四国医療専門学校 副学校長

抗がん剤の副作用軽減にお灸

　私は7年前に乳がんを経験しました。ステージ2で、右乳房のがんは4cm、リンパ節にも転移が見られました。治療は化学療法、手術、放射線治療、分子標的薬…とおおよそ2年半にも及びました。治療に入る前、自分でできる「お灸」と旬の野菜や果物で毎朝「スムージー」を作って飲もうと決め、ずっと続けてきました。どんなことがあっても「私の一日はお灸とスムージーでスタートする」この2つは気持ちを前向きし、辛い治療を乗り切るための大きな力となりました。

　抗がん剤の副作用は予想通り辛いものでした。しかし、治療を続けるため、薬を効かせるには、常に体のコンディションを整えておかなければなりません。薬は最低限の免疫力、自然治癒力がなければ効果を発揮し維持することはできません。実際、抗がん剤治療開始後に白血球数が減少し、免疫力低下で治療が継続できない人もいましたし、吐き気や食欲不振、強い倦怠感などの副作用で悩んでいる人もいました。

　お灸をすると、胃腸の働きが良くなり、食欲が出てきます。そして、吐き気や食欲不振、倦怠感に効果を発揮します。放射線やがん摘出手術を受ける前提として体力が必要ですから、お灸で免疫力を高め、がんと共存できる体を目指します。お灸によって食欲が出て、体力が戻ること、これは元気な時にはわからないことです。お灸は「やる気スイッチ」で、このスイッチが入ると変わることができます。医師や薬に頼る部分…、これは誰にもあると思いますが、一番大事なのは、「やる気スイッチ」であるということです。

　お灸だけで、がんを縮小させたり、消失させたりすることはありません。例えば、痛みや息切れなどの身体症状の軽減、心理的・精神的苦痛の軽減、生活の質（QOL）全般の改善、抗がん剤の副作用である吐き気や嘔吐の軽減、手術後の腸閉塞の予防、乳がん治療の副作用で

ある顔面紅潮・のぼせの治療に効果があります。お灸を継続してすえることで痛みを鎮める効果…考えてみれば不思議なことです。このような症状が治療対象となることは、厚生労働省の研究班が作った「がんの補完代替医療ガイドブック」にも出ています。現代西洋医療を補完する一手として期待されているのです。

　お灸には、身体に流れている血液成分、赤血球、白血球、血小板などを常に理想的な割合で体内にめぐらせる「造血作用」があります。新鮮な赤血球が多いと、身体の各組織に十分な栄養と酸素を供給できます。それにより細胞は健康になり、生理機能の維持と老化の抑制につながります。また、白血球は予防と治癒する力がとても優れており、人体に悪影響を与える物質を破壊して代謝させます。白血球は、まるで防御兵士のように、敵が現れたら第一戦線で戦い、内部に影響がないように常に守り続けているのです。また、内部に細菌などが侵入した時も、細菌と戦い内部から外部に排泄させるのです。しかし、白血球は少なすぎても多すぎても人体に影響を与えます。過剰な場合は、アレルギー症状が出ることがあり、不足する場合は、免疫機能に異常が出ることがあります。お灸は人体にとても大事な白血球をコントロールし、適度な量を保つ作用に優れているのです。

　古典の医書に、治療が限界の時も「最後の治療法＝お灸」、お灸は鍼と湯液が治せない病を治し、治療の限界の時も最後の治療法として用いられた、と書かれています。お灸で難病を治療できた例がかなり多いのです。長年付き合ってきた症状があり、様々な治療をうけてきた方は、是非お灸の治療を受けて頂きたいと思います。予防と強壮の力がとても良いので、体が弱い方、健康維持をしたい方にはおすすめします。

　私がお灸をしたツボは、足三里、背中の身柱、手の合谷と外関です。
　足三里（図１）は“ツボの王様”、“健康長寿のツボ”として昔から有名です。食べた物が栄養として吸収されるのを促進する働きがあり、

どんな病の人も、虚弱体質の人も、必ず用いて欲しいツボです。ここに毎日お灸をすると、気力、体力ともにUPします。

　身柱（図2）は別名を「ちりけ（散り気）」とも言います。東洋医学では、病気の原因となる"邪気"を散らすツボとして有名です。昔から子供は疳の虫が出ると言われ、ちりけによくお灸をしたそうです。身体を丈夫にする虚弱体質改善のツボで、大人のストレスやイライラなどの解消にも用いられます。頭や首から肩にかけてのコリやツッパリ感、痛みにも効果があります。

　合谷（図3）は、たくさんあるツボの中でも、最も脳に刺激が伝わりやすいツボと言われています。合谷にお灸をすると、肩や首のこり、倦怠感、慢性疲労、便秘や下痢などの症状に良い効果をもたらします。

　外関（図4）は刺激すると自律神経が整うと言われています。体がだるいときや頭痛、また眼精疲労にも効果があります。手にあるツボはお灸がしやすく、仕事や家事の合間のリフレッシュにもちょうど良いツボです。毎日続けるためには、3つくらいがベストです。

　本来のお灸は透熱灸といって、良質なもぐさを半米粒の大きさにして直接皮膚

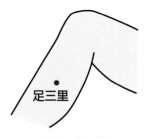

図1　足三里

ひざのお皿のすぐ下、外側のくぼみから指幅4本、小指が当たったところ。

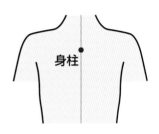

図2　身柱

首を下に向けると出っ張る骨から、下に3つ目と4つ目の背骨の間のくぼみ。

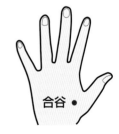

図3　合谷

親指と人指し指の骨が交差した部分から人差し指へ向かい、痛みを感じるくぼみ。

（ツボの場所）の上に置き、線香で火をつけて行う治療法です。米粒半分をイメージしてみてください、かなり小さなものです。もぐさを上手くひねるのは難しい、熱いのが嫌、痕が残らないか心配と言う方には、市販のシールタイプの台座灸や、一定の温度、時間、熱量を皮膚に与えることができる電子温灸器をおすすめします。台座灸も今はたくさんの種類がありますので、匂いや熱さなど合うものを探

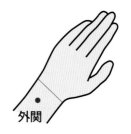

図4　外関

手の甲と手首の境目にあるしわの真ん中から指３本分ひじ側へ進んだところ。

してみてください。電子温灸器は火が要らず、無煙無臭で携帯できるので便利です。お灸を長く続けるためにも、生活スタイルにあったお灸を選んでみましょう。

　私がお灸をおすすめするのには理由があります。自分の病気を治したり、健康を回復させるには“自分でする治療”と“プロがする治療”の２つが必要です。２つを合わせることでより効果が発揮されるからです。

　中でも自分で治そう、健康になろうという能動的な「する治療」は決定的に重要な役割を持っています。自分でする治療には、食事療法や様々な体を使った健康法があります。東洋医学では、薬膳、気功、太極拳、ヨガなどもありますが、ここに「お灸」も加えて頂きたいと思います。お灸によるツボへの温熱作用によって体調を良くしていくことはもちろんですが、同時に、自分の体を愛おしむように「お灸をしてあげる」という、ゆったりとした時間を持つということが心身の健康にはとても大切だからです。セルフケアの最上級「お灸」は治療につながります。お灸のチカラを皆さんの生活の中にもぜひ取り入れてみてください。

安産のお灸

三陰交へのお灸の効果

　安産のお灸をすることにより、赤ちゃんにたくさんの血液が送られ、子宮内環境がよくなり、元気で丈夫、そして穏やかな赤ちゃんが生まれてくると言われています。本来、私たちが持っている自然治癒力や免疫力をアップさせ、妊娠中のトラブル予防、また出産に耐えうる体づくりのために、おうちでできる安産のお灸をおすすめします。使用するツボは三陰交（図5）で、お灸を始める時期は安定期に入る16週目からスタートします。

　例えば、①16週目〜18週目：3壮、②19週目〜22週目：5壮、③23週目〜26週目：7壮、④27週目〜30週目：9壮、⑤31週目〜34週目：11壮、⑥35週目〜38週目：13壮、⑦39週目〜40週目：15壮、と少しずつお灸の壮数を増やしていきます。また、予定日の10日前から至陰という足の小指にあるツボに5壮お灸をすえます。そして、お産の当日には左右の三陰交に31壮のお灸をすえてから行きます。

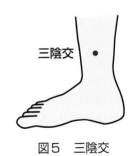

図5　三陰交

足の内くるぶしの骨から指4本分上、すねの骨のキワ。

　初産のときには、陣痛が始まると今にも産まれるように感じて、産科医院や助産院にすぐに行かなくてはと焦りますが、安産するためには落ち着いてお灸をしましょう。こうしてお産に備えると、初産のケースで30〜40分、長い人でも2時間以内には安産できます。私の場合は1時間ほどでしたので、主治医の先生が驚かれていたのを覚えています。助産師さんが良い色をしている、赤い赤ちゃんですねと言ってくれたのがうれしかったです。

　安産のお灸をすると「とても良く眠れる」「陣痛が軽く、お産が楽でした」「びっくりするほどむくみが取れた」「気持ち良くてやみつきになった」「旦那さんも一緒にやっていて、お灸にはまっています」「産後も何かあるとお灸しています」などなど「妊娠中のお灸が満足なお産に繋がった」と答えてくれる方が多くとても喜ばれています。「お灸でお産を軽くすることができる？　そんな話初めて聞いた」と思われる方も多いでしょう。私たちの身体には、つわりを楽にしたり、安産や逆子を治すなど名灸穴がたくさんあります。安産灸は千年以上前から行われてきた妊婦さんにやさしいすばらしいお灸です。

　妊娠中だからこそ、自分の身体を優しく整える時間を大切にしてください。

お灸に関する思いと今後の希望

　昭和の名鍼灸師 柳谷素霊先生が「『お灸は真の保健道』である、こんな安価なものは世界中どこを探してもないだろう」と。今から80年位前の記事ですが、私は柳谷素霊先生が、お灸のメリットを広く伝えようとしたと理解しています。お灸は、もぐさと線香があれば、いつでもどこでもできます。「自分でできる」というところにメリットがあります。現代人は自分の体に目を向ける時間もこころの余裕もなくなってきているように思います。そして、病気や何か不調が現れて、はじめて自分を振り返ることになるのです。恥ずかしながら私もそうでした。しかし、体は最初から何もサインを出していなかったのでしょうか？　自分が気づかなかっただけ？　何となく気づいてはいたけど？

　一日わずか5分だけでも自分を大切に、お灸をすえる時間があっても良いと思います。自分のことは自分が一番理解してあげないといけないのに、人のことばかりで、案外できていないものです。東洋医学では、心と体は密接に関係していると考えられています。お灸をして

体の声に耳を傾けることは、心の声も聞くということです。疲れた時、ストレスでいっぱいの時、ゆっくりお灸をしながら、本来の自分を取り戻しましょう。お灸が日々の習慣となり多くの方が自分らしく生き生きと過ごしていただけることを心から願っています。「お灸は真の保健道」です。

十二経筋、十二皮部、耳介が私のテリトリー

藤川鍼灸院 院長
藤川 直孝（ふじかわ なおたか）

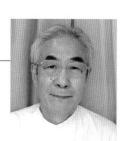

【経　歴】
1947 年　大阪市生まれ
1975 年　大阪鍼灸専門学校（現・森ノ宮医療専門
　　　　学校）卒業
　　　　大阪労働衛生センター第一病院東洋医学
　　　　科　入職
1984 年　同院を退職し、藤川鍼灸院を開業し現在に至る
2001 年　森ノ宮医療専門学校で非常勤講師として現在に至る
2008 年　森ノ宮医療大学で兼任講師として現在に至る

私の治療の原点

「分け登る麓の道は多かれど、同じ高嶺の月を見るかな」これは古人の言葉であるが、大阪鍼灸専門学校（現・森ノ宮医療専門学校）を卒業して西淀川区にある総合病院（大阪労働衛生センター第一病院）の東洋医学科に入職して、最初に院長（外科医）から言われたのは「気胸と切鍼は起こすな。どんな手技でも構わない、痛みがあれば、その痛みをまず取れ。取れなければ、後は我々が対処する」であった。

　9年の在職期間中、毎日が七転八起で試行錯誤の連続であった。特定の流派に属することがなかった私は、様々な手技や手法を試みることができた。

　師匠である鍋島先生の、切皮痛のない心地よい刺鍼手技をベースに、最終的に残ったのは手根・足根鍼療法（腕踝鍼療法）、耳介療法（耳つぼ療法）、そして手足の末端にある榮穴、兪穴を使った経筋療法の三本柱で、この経筋療法に電子温灸器バンシンを使い、鍼の代わりに温熱刺激で治療するようになった。また、フランス・リジョンの整形外科医P・ノジェ氏が発展させた耳介療法は、当初は焼きコテを使い耳介のポイントを焼いていたが、代わりにバンシンを使い施術すると、同様の効果があることが分かった。

　「あなたの治療方針、ベースになっている手法は何ですか」と問われれば、「はい、ゲテモノです」と答えるようにしている。我々鍼灸師は体表にある経穴に軽い刺激を与える施術家である。何しろ「結果がすべて」なので手技、手法にこだわらず、最善の方法を模索している。

耳介療法症例——腰下肢痛に対する耳介療法

症例—1
　患者：N・I　51歳　女性　専門学校生

初診：2011 年 3 月 15 日

主訴：左坐骨神経痛

現病歴：以前より坐骨神経痛と整形外科で診断され治療を受けて
いたが改善せず、来院した。

理学所見

SLR：Rs80°（−）、Ls70°（＋＋）

K −ボンネット：Rs（−）、Ls（−）

ニュートンテスト：Rs（−）、Ls（−）

反射：PTR　Rs（＋）、Ls（＋）　ATR　Rs（＋）、Ls（＋）

FNS（大腿神経伸展テスト）　Rs（−）、Ls（−）

知覚異常：左 L5、S1 領域に軽度の知覚鈍麻を認める。

圧痛点

左臀部坐骨神経点（上後腸骨棘と大転子を結ぶ中点より垂直に 4cm 下
方の点）、左陰門、左承山

治療点

左下対輪下脚の圧痛点にバンシン＊で 5 秒間隔で 3 回温熱を加えた
(**写真 1**)。

経　過

最初の刺激で左臀部か
ら左下肢後側に電撃様
の響きが走る。その後、
左腰下肢の痛みは無く
なった。

＊バンシン：電気的温熱刺激
器で 65 度の熱刺激を一瞬
の 1 秒与える装置である。

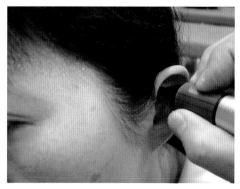

写真 1

症例―2
　　患者：N・F　　61歳　　男性　　自営業
　　主訴：右側腰部から右腸骨陵に沿った拍動痛
経　　過
　3ヵ月ほど前から原因不明に徐々に痛みが増してきた。思い当たる
原因はなく、一日中痛みが続いていた。整形外科にかかり、X-Pには
異常は認められず、下肢への痛みの放散もなく、腰部神経根症状はな
かった。ベテランの鍼灸師数人の治療を受けたが、一向に改善しなかっ
た。
　右側耳介、腰部ポイントである対輪下脚の圧痛ポイントを探索して
いるうちに強い圧痛があるポイント（渋面反応）を見つけ、同ポイント
にバンシンHardで3回施術したところ、翌日夕方7時まで全く痛み
がなかった。若干、夕刻になり痛みは出たが、以降痛みはなくなった。
　3ヵ月間、鎮痛剤（ロキソニン）を飲まないと仕事ができなかったが、
ロキソニンで体重が5キロ減った。

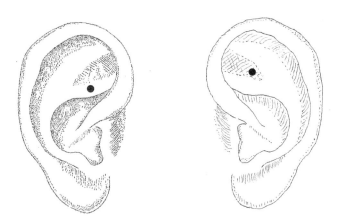

図1　電気的良導点を探査し、近辺の圧痛点（渋面反応点）に円皮鍼または金粒
　　　を貼付する。
　　　※渋面反応とはネイルドットペンなどで押すと顔をしかめる程の強い痛みを
　　　　感じる点のこと。

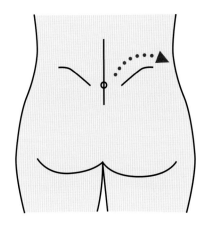

図2
左図は症例2の痛みの方散図で、右腸骨稜に沿って波動性の痛みが寝ているとき以外ずっと続いており、鎮痛剤（ロキソニン）服用で4時間は鎮痛効果があるが、薬効が切れると痛みが再燃するという状態が3ヵ月続いていた。鎮痛剤の副作用で食欲不振になり約5キロ痩せた。

考　察

　腸骨陵は腰方形筋の起始部にあたり、腰眼穴あたりにトリガーポイントがある。明治鍼灸大学の伊藤和憲氏はその著書『初めてのトリガーポイント鍼治療』の中で、「腰方形筋は他の筋肉に比べ、精神的な要素と密接に関係している。思い当たる原因がなく腰痛が出現したときには、まず腰方形筋の緊張を疑うべきである」と述べている。

　本患者は連帯保証人で1年後に6000万円の返済を迫られているとのことであった。強いストレスが影響したものと考えられる症例である。

セルフでできるー灸エステ

あい鍼灸院 院長・灸活未来塾お灸講師

天野 聡子（あまの さとこ）

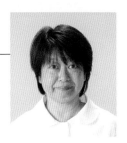

【経　歴】

2000 年　関西鍼灸短期大学卒（現・関西医療大学）

2000 年〜　あい鍼灸院開業　院長（尼崎市）

2008 年〜 2018 年　森ノ宮医療大学兼任講師

　　　　　　　　担当科目：臨床灸実技（透熱灸）

　　　　　　　　　　　　　特殊鍼法（刺絡）

2018 年〜　森ノ宮医療大学客員研究員

［勉強会講師］

・臨床家育成会 深谷灸法コース

・灸法臨床研究会

・灸活未来塾 お灸コース

電子温灸器の世界

　火を使わず、灰も出ない、においもない。電子温灸器は新しいニッポンのお灸だ！

　というスローガンの元、株式会社チュウオーとタッグを組んだ私たちの普及活動「灸活未来塾」は始まりました。灸活未来塾は電子温灸器を使ったお灸の勉強会です。今までも深谷灸法の勉強会は長く続けてきたのですが、もぐさと線香を置いて灸術を見直してみるとちょっと違ったお灸の世界が見えてきました。

　私たちは最初、電子温灸器は火を使えない場所での開業、患者宅往診、施設や病院など、活動範囲が広がってきた鍼灸師に最適なデバイスだと思いました。しかし、思ったほど鍼灸師さんたちの食いつきはよくありませんでした。

　現代を生きる鍼灸師にとって、火を使えない職場だったり、台座灸で十分、点灸のニーズがないなど、お灸は必要のない過去の技術になってしまってはいないか？　働き方も現場の状況も変わる中で、この新しいデバイスを使って、お灸の新しいニーズを広げていくために電子温灸器の使い方を開発する必要に迫られました。

　私自身も、治療ではない鍼灸「美容鍼」という分野にヒントをもらって、「美容灸」ができないだろうかと探りました。20年来鍼灸専業でやってきて、鍼灸治療にしか興味がなかったのに、エステスクールに通い、いまやエステティックに鍼灸を取り入れたら最高！　と思えるようになりました。一年前の私には考えられない変化に自分でビックリします。

　鍼灸師の先生方の中には、顔にお灸をするなんてとか、のぼせちゃうんじゃない？　という先生もいらっしゃるでしょう。顔は禁灸だという考え方、鍼灸は医療だという伝統に裏打ちされたプライドもあるでしょう。しかし、世の中は変化し続けます。電子温灸器は何千年も

続いてきた灸術をベースに、新しい灸治療を生み出せる可能性を持っています。時代にあわせて変化を受け入れ、次世代に日本灸術を伝えたいと考えています。

セルフエステでできること

　この文章では電子温灸器で行う「美顔術」を中心にまとめました。美顔とかエステティックなんて、私には、僕には、関係ないわ！　って思われるかもしれません。でも、ちょっと待って！　私は顔から始めるのが電子温灸器の効果をご理解いただくのに一番いいと考えています。

　「エステティック」とはフランスで生まれた「美学」とか「美意識」という意味の造語で、今ではファッションやメイク、貴金属アクセサリーなども含めて広く「きれいになること」を意味しています。

　現在の日本では、少し意味が違ってきていて「綺麗になること」に「気持ち良さ」が足されています。エステティックサロンは「リラクゼーション業」に分類されるのですが、リラックスするということ、ほっとできる空間があることが現代人にとってとても重要なファクターとなりつつあることを示しています。具体的には、心地よいバックミュージック、居心地のよい空間、アロマの香り、おいしいハーブティー、気持ちの良い施術などを提供することで、いわゆる「五感」（聴覚、視覚、臭覚、味覚、触覚）を刺激してリラックス効果を生み出します。これらを提供するのがエステティックサロンあるいはリラクゼーションサロンです。お一人60分～90分、時にもっと長い時間をかけるのも、リラックスを提供するというホスピタリティ（丁重にもてなしをする）の精神に基づいています。そして、そのサロンの得意分野として美顔、痩身、脱毛と細分化されたり、トータルで全部行うところがあったりします。お金を払ってまでリラックスしたいという需要が増えつつあり、治療

はしない施術が存在し、国はそれらをリラクゼーションという業種として認めたのが現状です。

　加えて、最近のエステ事情としては、アンチエイジングへの取り組みが重要になってきました。若い時にはなかったシワやシミができる、代謝が落ちて体型が変わってきたなど、若くてきれいな時期と比べて、歳を取って変わってきたご自身のお顔や身体に溜め息が出ることはありませんか？　実は、エステティックで痩せたり、シミが消えたりすることはありません。エステを受けることで、きれいにお歳を重ねることを意識づけしていただき、食べ物に気をつけたり、運動しようという気持ちを起こさせたりすることが大切なのです。これは、東洋医学でいうところの「治未病」とつながるものがありますね。

いい鍼灸治療というのは大変気持ちがよくて効果も高いのですが、それは受けた本人だけが感じることであって、残念ながら鍼灸の効果は他人の目には見えません。他人から見えるのは刺さっている鍼とか火がついているもぐさとか、痛そう熱そうな場面でしかありません。お顔は自分で触れます。変化を確認しやすく、他人からも認識されやすい部位です。自分でできる、変化がわかる、効果が他人に見えるという３大原則が、続けるモチベーションを保たせ、前向きな気持ちにさせます。だからお灸をしたら綺麗になったとご自分が認識することがとても重要なことなのです。顔が変われば気持ちが変わります。他人の目や言葉が自分の気持ちを前向きに変えていきます。そして食べ物、睡眠、運動、ヘアスタイルやおしゃれ、色んなことに興味を持つようになって身体も変わっていきます。

　しかしながら、エステサロンに通うにはそれなりに金銭的な負担を伴い、時間にも制約を受けますので、セルフエステをしませんか？というのが私の提案です。

電子温灸器一灸エステでやること

　自分のお顔をみて、どうなるといいなと思いますか？　美容整形のように目鼻立ちを変えるということではありません。かさつき、シワ、しみ、顔色、むくみなどを一灸エステで改善していきます。大切なことは3つあります。

　①保湿する

　　ターンオーバーのリズムを戻し、角質層のバリア機能を戻す

　②栄養を与える

　　筋肉のコリをとって血流を改善し、再生をうながす

　③排泄の流れをつくる

　　筋肉のコリをとってリンパの流れをつくる

　細かい説明は省きますが、大きくはこの3つです。もっと簡単にいうと、コリをほぐし、血管、リンパ管の働きを改善し、皮膚の再生をうながすということです。そう、「不通則痛、不栄則痛」。鍼灸治療の根本と同じです。

実際の手順

①準備するもの

（必要なもの）
- ●マッサージクリームかオイル。またはクレンジングクリームなどすべるもの。なければ化粧水で代用
- ●一灸（お持ちでない方は手の手技で真似してみてください）
- ●ラップ　●拭き取りタオル　●鏡

（あるといいもの）
- ●金粒（マグレインなど）

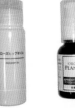

さぁ、それではあなたのお部屋を一流のエステサロンに変えていきますよ。まず、皆さんのお部屋を居心地のいい空間にしましょう。

　ちょっとお片付けをする、好きな香りのアロマを焚く、大好きな音楽を流す、コーヒーやお茶を入れる、家族が寝静まってから始めるなど、自分が落ち着く空間を作りましょう。リンパを流していくので飲み物（水分）は必要ですがアルコールは不可です。許されるならば、お風呂に入って体を温めた後、始めるのが効果的です。温まるとコリがほぐれてリンパも血流も動きやすくなります。そして一番大事なことは続けること。お灸の効果は長い日数を続けることが一番のコツです。でも、やらねば！　と思うとしんどくなってしまいますので、あまり無理をせず、毎日少し自分と向き合う時間を取ってください。お肌がポチャっとしただけで続けてみようという気持ちになります。5年後、10年後、お友達よりも、ずっと元気で若くて綺麗になる！　そう思うとちょっと楽しくなりませんか？

②リンパの流れをつくる（排水溝をあける）

　リンパ管は各細胞から排出された粗大ごみを集めて流す仕事をしています。小さな分子は血管に吸収されて運ばれますが、大きな分子の老廃物はリンパ管を通って肝臓で代謝され、排泄されていきます。リンパ管のところどころにリンパ節があり、いわゆる排水溝の役目をしています。まずこの排水溝のお掃除をしていきましょう。

　鏡をみて、シワ、シミの状態、ほうれい線やマリオネットライン、ゴルゴライン、目の周りなど、自分のお顔を観察します。

　次に、てのひらでフェイスラインを包み込みます。乾燥の状態、ほっぺたの垂れ具合などを感覚として覚えておいてください。

　摩擦を抑え、手技をやりやすくするために、マッ

サージオイル（化粧水でもよい）を顔全体に塗布します。

　オイルのついた手で首筋、鎖骨の周りから腋窩へ向けて、手と指を上手に使って皮膚の上をコリを確認しながらすべらせます。皮膚が少しひっぱられるくらいの力加減にします。ゴリゴリ揉むのではありません。化粧水は皮膚に浸透してしまうので、たっぷり目に使います。

　ツボがわからない時は、オイル塗布の前に、図を見ながら指で押すと硬くて痛いところに金粒（マグレイン）を目印に貼ります。金粒の上から一灸を当てても大丈夫です。

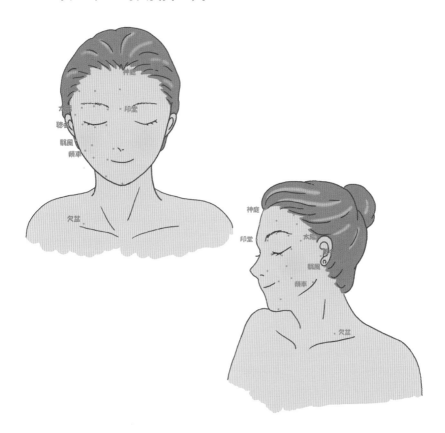

ツボの位置　硬くて痛いところが目印です

オイルの塗布マッサージ

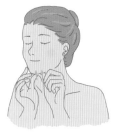

顎下にあるリンパ節を
押す

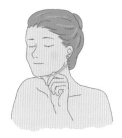

フェイスラインに沿って
耳下腺へ

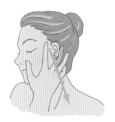

耳を挟んで首筋へ

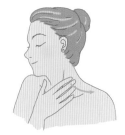

首筋から鎖骨上窩へ

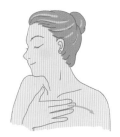

鎖骨下から腋窩へ

③ Push（ツボ押し）

一灸にラップをかけます。（汚れ防止）

低温にセットします。

一灸をツボに置いた
ら、少し押し込んで、ス
イッチを押します。自動
的に3壮出ますので、止
まるまで押し込んだまま
にします。

ツボというよりは、筋
肉の起始停止部を優先し

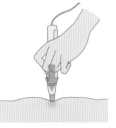
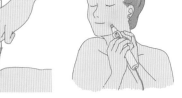

押し込んでからスイッチを入れる

66

てください。押すと硬くて痛いところ、コリと圧痛が同居していると
ころを狙います。

　各3壮ずつを2セットします。

④ Slide（流す）

　中温にセットします。

　Pushしたツボをつなぐように一灸を滑らせます。リフトアップを意
識して斜め上にスライドさせます。リンパ液を
耳の前（GB2〈聴会〉）付近に集めて、耳下腺、
頸から鎖骨上窩（ST12〈缺盆〉）、鎖骨下から腋
窩へ流すようにスライドします。

　一灸のボタンを押したまま滑らせると4壮出
ますのでリズムよく流しましょう。

　2セットやります。

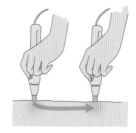

皮膚表面を軽く
滑らせる

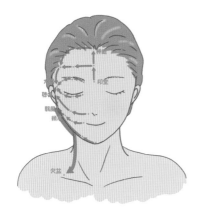

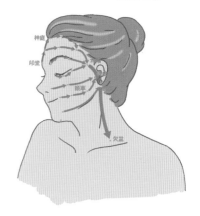

⑤ Tapping（散らす）

　高温にセットします。

　咬筋（ほほ）、側頭筋（こめかみ）と前頭筋（おでこ）を温熱刺激で緩
めます。

一灸を高温にセットすることで、リズムよくタッピングできます。チクッとしたら皮膚から離してください。髪の毛のあるところは高温でPushしても大丈夫です。

2セットやります。

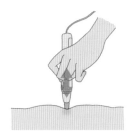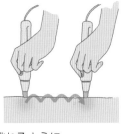

リズムよく跳ねるように

前頭筋（おでこ〜頭頂部まで）、側頭部(こめかみ)、咬筋（ほほ）を狙う

⑥ Drainage（排出）

手掌と手指を使ってお顔のリンパ液をリンパ節へ送り込みます。摩擦は炎症の原因になりますので、皮膚の上を手が滑るようにオイルや化粧水をたっぷりつけてください。

この時に自分の手を顔に当てると冷たく感じるくらいに灸熱が入っているのが目安です。

2セットやります。

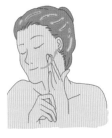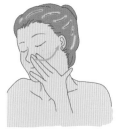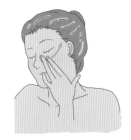

口角から耳の前
GB2（聴会）へ

小鼻から耳の前
GB2（聴会）へ

目頭から耳の前
GB2（聴会）へ

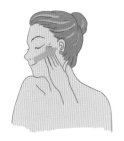 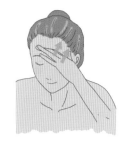

ほうれい線に手を当て
て、頬全体から耳の前
GB2（聴会）へ

眉毛から目尻に手を当て
て、おでこから髪際へ

仕上げ

　フェイスタオルをお湯でしぼるか、ラップに包んで電子レンジでチンして、ホットタオルをつくります。オイルを拭き取りましょう。

　鏡を見て、シミ、しわ、顔色、目の大きさなどを確認したら、フェイスラインを掌で包み込んでみてください。

　さぁ、どうでしょうか。

　フェイスラインが上がって、お顔がほっこり、気持ちよくなりましたか？

　皮膚のターンオーバーは28日周期といわれますが、それは20代の話です。30代は58日、40代は78日、50代は98日という目安で伸びていきます。まずは3か月。未来のワタシを楽しみに続けてみてください。

　いいお肌の状態を保つには、栄養や睡眠など生活全般の改善が必要です。皆さまが健康であることに自然と興味を持たれますよう、一灸をご活用くださるとうれしいです。

　原稿を作るに当たり、灸法臨床研究会の浅倉歌子先生、やいとStation の板谷充朗先生にご協力いただきました。心より御礼申し上げます。

電子温灸器の
効果的な使い方

～中指の反射～

鍼メディカルうちだ院長
倉敷芸術科学大学生命科学部健康科学科鍼灸専攻
客員教授
岡山大学医学部総合内科非常勤講師
内田 輝和 （うちだ てるかず）

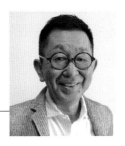

【経　歴】

1949 年　岡山県生まれ
1974 年　東洋医学系教員養成過程修了
　　　　　岡山（本院）で「鍼メディカルうちだ」を開業
1979 年　岡山大学医学研究班麻酔蘇生学教室東洋医学研究班 入局
1987 年　関西鍼灸短期大学非常勤講師
1995 年　東京で「鍼メディカルうちだ」（分院）を開業
2013 年　倉敷芸術科学大学生命科学部健康医療学科 教授に就任
2017 年　同大学同学部健康科学科鍼灸専攻 客員教授に就任

【現　職】

倉敷芸術科学大学生命科学部健康科学科鍼灸専攻 客員教授
日本良導絡自律神経学会執行部理事
（公社）岡山県鍼灸師会 会長
岡山県武術太極拳連盟 会長

2020年のコロナ禍において、世界各国の生活様式に大きな変化があると言われてきている昨今、日本も例外ではなくその波が押し寄せています。色々な発展を成し遂げてきている業界においても経験したことのない事態に見舞われて、対応に苦慮している所でしょう。会議はウェブとなり、在宅勤務は疲労が溜まり疲れが取れないという声をよく聞きます。旅行にも行けずショッピングもままならずの今、できることはいかに健康でいられるかということでしょう。治療に出かけるにはコロナの影響を考えると躊躇せざるを得ません。まず、家庭内で健康管理をすることで病気を防ぐことです。また、身体に不具合を生じている場合、症状を悪化させない、改善させるために一般の方々にできることは食生活、運動、睡眠等に気をつけることでしょう。病院に行く、鍼灸院に行く、そのためには決心がいります。この環境下において気楽に出かけることができません。

　昔から疫病はあり、その都度人は苦しみ色々なものにすがり、何とか生き延び発展してきています。結核もそうでした。治す手段がなかった頃、実はお灸で結核と戦い勝利した方々が大勢いたようです。お灸はよもぎが主成分で、艾として治療家は使用しています。アフリカでは今でも結核や肺炎等で病んでいる方々が多く、お灸で免疫力を高め結核を治していると聞いています。その発想は日本から起こっています。それは1882年に福岡で生まれ104歳まで聴診器を持った医師で、108歳で逝去された原志免太郎先生でした。長寿の源は足三里にお灸をすえることだとして死ぬまで実践されたそうです。論文も「灸の血色素量並びに赤血球数に及ぼす影響」として当時の医事新聞に掲載されていました。その記事からヒントを得たイギリスのチャリティ団体モクサアフリカが、アフリカで結核の治療法として足三里のツボにお灸をすえて効果をあげています。その他にもお灸に関する研究は数多く発表されており、その有用性は実証済みです。

　艾を使用すれば良いのですが、どこでもというわけにはいかず、そ

の折手軽にお灸の代わりとして登場しているのが電子温灸器です。線香や火を使わずどこでも簡単に使用することができます。ただお灸と同等の効果があるかというと一概には言えません。お灸は大きさの大小などさまざまな加減で症状に合わせた効果をあげています。しかし、それに近い効果をあげることは可能です。軽い症状、慢性の症状、内臓の状態など症状の程度や条件下で異なりますが、胃バテなどには効果的なので、胃腸の弱い方にはそれに合うツボを選んで温熱刺激を与えてください。ここでは手の中指の反射区と目のツボの温熱刺激方法を紹介していきたいと思います。

中指もみの発想

手のツボに鍼をして健康に導く治療法に、韓国の柳泰佑氏が発案された高麗手鍼法が有名です。いわゆる身体の反射が手全体に集まっているというものです。たしかに効果がありますが、色々と探っていくともっと密に集約された反射区がみつかり、中指自体が身体の反射区を持っていると仮定しました。

中指の話としてアメリカの文学者で有名なヘレン・ケラー女史がいました。日本の観光に来たとき奈良の大仏様の前に立ち、手で大仏様をなでているとき感激の涙を見せたといいます。なぜ彼女は感動したのでしょうか。彼女は耳も目も不自由だったのです。女史の命は指だったのでしょう。指ですべてを察し、行動し、文を書き、その実体が『奇跡の人』のタイトルの映画となり、世界で大評判を博したのを今でも覚えています

中指が目となり身体となっていた女史は、大仏の中指が突出している事に涙したのでした。大仏様は後世に伝えたいことを座して教えたかったのではないでしょうか。

私達の脳を分析した解剖図には興味深いことが示されています。大

脳にある運動関連領域にはさまざまな機能を司る部位があり、"脳の地図"と呼ばれています。ペンフィールドの脳地図（図1）には頭と手が逆同士で相対していることと、指と口の領域が大きく描かれていることがわかります。このことはからだの中で最も重要なポジションであることがわかります。また、頭と手が相対するということは脳の運動野での指は頭で考えたものをすさまじく指で表現できるというということに繋がっていることをうかがわせます。また各指にはそれぞれの役割を持ちながら触覚、温冷覚、痛覚、位置覚などの感覚小体が豊富に備わっていますが、特に中指は一番感覚が優れていて、点字でなぞる指としては最も敏感といえましょう。

　また、その中で身体の反射が密集しているのが中指です。この各部の反射点に電気温灸器にて刺激を加えることで身体の各ポジションに反応することになります。

　その一部を紹介します。

　中指にある反射区の手のひら側は内臓区、手の甲側は運動区です。一番大事な脳に当たる反射区は中指の頭頂部です。

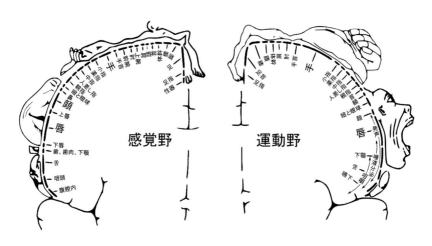

図1　ペンフィールドの脳地図

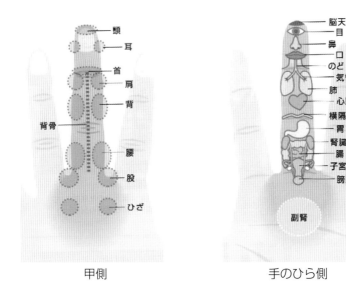

甲側　　　　　　　　　　　　手のひら側

図２　中指の反射区（左手）
※わかさ夢ムック『中指もみ101の症状に効く処方箋』（わかさ出版）より

症例別

目の疾患

　目と脳の関係は、「内田式脳点」を発見した理由の一つです。人体の発生学からヒントを得ていましたが、胎生期に脳の出先機関として目は発達していきます。脳への血流が目に栄養を与えているのが発生学の図で確認できます。臨床的には高血圧、脳梗塞後遺症の方に後頭骨の直下にでこぼこの横紋がみられることが共通している場合が多いのがヒントになりました。そのでこぼこ部に鍼治療をしているうちに目が明るくなった、視野が広がったなどの感想を述べる方々が現れてきました。その方々の中には緑内障を患っている方も結構いらっしゃいました。緑内障は進行すると失明を招きかねない病気です。目を構成している白目部分の硝子体が一定の圧を保つことが大事ですが、そこに不具合が生じると眼圧が上がり、視神経を脅かしていく病気が緑内

障です。その眼圧を調整している一つにシュレム管があります。水道に例えると排水溝にあたります。排水溝が詰まってしまうと、水はけが悪くなり水があふれてしまいます。その詰まりがないようにする必要があり、そのためには目に行く血流を促し、シュレム管の通りをよくしていくことです。内田式脳点（図３）は脳への血流を促し、ひいては眼圧調整をするよう生体に指令を与える場所なのです。

　先程申しましたが、後頭骨直下に横紋ができやすい人は、枕の高さが合っていない、または首が太く短い、いびきをよくかくなどの何らかの素因があるのかもしれません。

　目の色々な症状があるが、血圧は正常という方も多くいらっしゃいます。そのような方の後頭骨直下には横紋は出現していません。しかし、脳点の近くはその周囲に比べると硬く強張っている感があります。目を酷使しているか、神経を使いすぎてストレスを抱えている方によく見かけます。ここを、中指示指をそろえて左右上下に圧を加えながらさすることで脳への血流を促し、眼圧を調整しようと働きます。電子灸で刺激する場合は髪の毛の中ですので高温刺激を行いますが、個人差がありますので温度設定は臨機応変に対応してください。また、脳点と共に目の周りには眼疾患に効果的なツボが存在します。

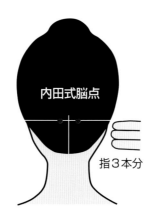

内田式脳点

指３本分

図３　内田式脳点

脳点の場所は、後頭部の紙の生え際（襟足）から指３本分の上。頭蓋骨の出っ張りのちょうど真下に当たる場所から左右５〜６mm横。

電子温灸器―灸の効果的な使い方

　中指の手のひら側は中温「51 ± 2℃」約2.5秒で行います。手背側は低温「47 ± 2℃」約5秒で行います。

　手のひらと甲では感覚に差があります。個人差があると思いますので、温度の調節は各自の判断となります。いずれかの温度設定の刺激方法として1回の熱刺激が終わり、余熱が消えてから2回目3回目を繰り返します。1ヵ所5〜6回の刺激を与えることで効果が現れやすいと思います。内田式脳点は後頭部の髪の中にあるので、高温「60 ± 2℃」約3秒を1回とし、熱すぎると感じた場合は中温にて5〜6回（1クール）1日1回行って下さい。顔のツボ刺激は低温「47 ± 2℃」約5秒を1回とし、5〜6回（1クール）1日1回行って下さい。いずれも温熱刺激の余熱が消えたところに2回3回と連続して次のツボに移動してください。個人差がありますので、特に顔はデリケートな部分なので適時の対応で行って下さい。

※応用編として、習練されてきたら、軽く圧した状態でスイッチを押し、熱を加えます。余熱が消えると5秒ほど圧を加えた状態で左右に小刻みに刺激することで、熱と圧刺激が同時に行われます。

今後の必要とされるセルフケア

自分の身体は自分で守る

　健康は人から与えられるものではなく、日々の心構えから生まれるのです。不健康になるのはいとも簡単です。不規則、過食など自らをかえりみない日常を送っていれば、いずれ病気が押し寄せてくるでしょう。しかし、毎日を規則正しく、腹八分、適度な運動を繰り返すばかりで健康と言えるでしょうか。たまには羽目を外したり無茶飲みしたりすることもありましょう。それで良いのです。山や谷も経験してお

くことが大事です。攻めたり守ったりがあっての人生です。ですから食べ過ぎたらその翌日は粗食、飲みすぎたら次の日は飲まない等でバランスを取れば良いです。そんな折、鍼灸はとても有効に身体を活性化させます。鍼や灸という物理的刺激は生体にとってなくてはならないものなのです。

　鍼は皮膚の中に刺入し、身体の中の必要な物質を活性化させ、身体の血流を促します。灸は皮膚表面から真皮層へ熱刺激を与え、皮膚という最大臓器を活性化させます。身体は弱くなると冷たくなります。その冷えは皮膚上まで現れてきます。例えば下痢をする時お腹が冷たくなりますが、温めれば何となく落ち着いてきます。このような時には腸に効くツボが冷たくなっています。簡単に言えば悪いところ、弱ったところはその周りに比べて冷えているのです。そこに電子灸の熱刺激を与えると、その周りの皮膚温度との差がなくなり症状が改善されて楽になります。常日頃により冷たいと感じる部分があれば何らかの信号が送られて来ている証拠なので、そこへ温熱刺激を与えることで病気を未然に防ぐことも可能になります。まず、ご自身の弱点を知り、そこに電子灸などの刺激を与え、健康長寿を目指して頂きたく存じます。

電子温灸器の活用

～災害支援からセルフケアまで～

朝日医療大学校 教務部 部長
（公社）岡山県鍼灸師会 理事

山口 大輔（やまぐち だいすけ）

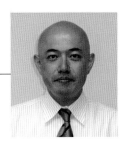

【経　歴】

1995 年 3 月　明治鍼灸大学鍼灸学部 卒業

1997 年 3 月　明治鍼灸大学大学院

　　　　　　　鍼灸学研究科 修了　鍼灸学修士

1997 年 4 月～ 1999 年 3 月　またの整形外科リハビリ室 助手

1999 年 4 月～ 2000 年 12 月　あすかリハビリセンター附属鍼灸院 院長

2001 年 4 月～現在　朝日医療大学校　現・教務部長

2012 年 3 月　岡山大学大学院医歯薬学総合研究科 修了　博士（歯学）

【所属学会等】

（公社）全日本鍼灸学会

（一社）日本東洋医学会

（公社）日本鍼灸師会

（公社）岡山県鍼灸師会

AMDA の活動に参加して

　私は、2018年に発生した西日本豪雨災害の際に、岡山県倉敷市真備町の大きな避難所でAMDA(アムダ)の活動に参加した経験を持ちます。

　認定特定非営利活動法人アムダ（AMDA：The Association of Medical Doctors of Asia）は、1984年に設立され、本部は岡山市にあります。AMDAは、非政府・非営利団体で、保健医療分野で人道支援活動を行い、世界平和の実現に寄与しています。

　相互扶助精神「困ったときはお互いさま」のもと、「救える命があれば、どこへでも」をモットーに、保健医療支援を柱とする国際人道支援活動をたくさんの国と地域で行ってきました。

　AMDAは「多様性の共存」をめざし、常に支援を必要としている現地の人たちのニーズを優先し、ローカルイニシアチブ（現地主義）による保健医療支援活動を実施しています。

　具体的には、難民や災害被災者への短期的な緊急救援活動や中期的な復興支援活動です。その活動の一つに発災時の避難所でのケアルーム運営があります。ケアルームでは被災者に限らず、避難所を運営しているスタッフや関係者に、国家資格保有者による鍼・灸・マッサージを提供しています。AMDAでは、鍼灸師がこのような活動にスムーズに参加できるよう、定期的に「災害鍼灸チーム育成プログラム」を開催し、災害鍼灸ネットワークを構築する活動も行っています。

　AMDAの国際人道支援活動は相互扶助の精神と「人道援助の三原則」を活動成功の鍵としています。

〈AMDA 人道援助の三原則〉
1. 誰でも他人の役に立ちたい気持ちがある（相互扶助）
2. この気持ちの前には、国境、民族、宗教、文化等の壁はない
　　（多様性の共存）

3. 援助を受ける側にもプライドがある（ローカルイニシアチブ）

AMDA は、「現場の問題を一番よく知る人が、一番良い解決策を持っている」というローカルイニシアチブ（現地主義）を重視しています。これは、現地の価値判断を尊重し、現地主導で活動することにより、現地の現状を正しく把握でき、本当に必要とされる支援が実現できると考えているからです。また、緊急救援活動時の行動基準は「ネガティブリスト」でまとめられています。

〈AMDA 緊急救援活動行動基準ネガティブリスト〉
1. 被災者に迷惑をかけない
2. 医療事故を起こさない
3. 他の派遣者の創意工夫を非難しない

これらの理念のもと、西日本豪雨災害で避難所に設置されたケアルームでの災害鍼灸活動に参加しました。

未だ記憶に新しい 2018 年 7 月、岡山県倉敷市真備町が西日本豪雨災害によって甚大な被害をうけていることをニュースで知りました。驚いたとともに自分に何かできることが無いかと考えたことを覚えています。

数日後、AMDA 災害鍼灸ネットワーク代表世話人の今井賢治先生より、真備町で災害鍼灸ケアルームを運営する予定との一報が入りました。すでに AMDA の調整員が現地に入り、現状を確認し活動準備に入っていたようです。今井先生からの電話では、近々、調整員より支援要請があるのでそれまでの間に活動準備を促すものでした。過去に 2 回、AMDA の災害鍼灸チーム育成プログラムに参加した経験もあり、これは必ず協力しなければと心に思いました。その数日後の早朝、AMDA の調整員より正式に支援要請が来ました。私の勤務する朝日医療大学

校は、AMDAとの連携協力協定を締結しており、すぐに学校長の許可を得て7月18日から23日間、1日も途切れることなく鍼灸学科教員の派遣を行いました。私も延べ8日間にわたり現地で活動しました。

　活動場所は、真備町で最も大きい避難所となった岡田小学校でした。体育館や教室に、非常に多くの被災者が避難していました。岡田小学校には冷房設備が無かったため、緊急に持ち込まれたスポットクーラーは稼働するも、ケアルームの室温は連日35℃前後まで上がり、非常に蒸し暑い中、汗だくになりながらの活動となりました。

　活動内容は、避難所の被災者および避難所を運営しているスタッフの中で鍼灸治療を希望する者を対象に行うものでした。鍼灸治療は、会話を通して患者の病状を把握し、身体に直接触れ状態を確認し治療することで、心と身体を一緒に癒やすことのできる治療法です。慣れない環境でプライバシーも保てず、毎日のように強いストレスを受けながらの避難生活を強いられる被災者にとって、非常に良い治療法だと感じました。支援当初のケアルーム利用者の訴える症状は、被災した家屋の片付けなどに起因する腰痛、肩こり、膝痛、筋肉痛でした。それが、日が経つにつれ食欲が無い、夜眠れない、気が滅入るなど知らず知らずのうちに溜まったストレスに依るものが増えていきました。体の疲れも心の疲れも同時に治療できるのが鍼灸治療の良いところです。実際、治療を受けた被災者やスタッフは、すっきりとした顔でケアルームを後にしていったのを記憶しています。自分の鍼灸治療が少しでも被災者やスタッフに喜んでいただいたことは、鍼灸師として人生を歩んでいく中で、非常に印象深く良い経験となりました。

▌電子温灸器による鍼灸治療

　鍼灸治療は薬を使わずにストレスに起因する様々な体調不良に対応できるだけでなく、患者の訴えにしっかり耳を傾け、直接肌に触れ状

態を確認しつつ治療を行うことで、相手に安心感を与えることができる治療法だと思います。また、必要な装備も鍼・灸と消毒材料と非常にコンパクトです。場合によっては、お灸を行うのに安全管理のため火を使うことが禁止されていたり、煙の発生が迷惑になる場合でも、持ち運びの出来るコンパクトサイズで火を使わず煙も出ない電子温灸器を装備することで灸治療も可能になります。AMDA には電子温灸器バンシンネオが提供されています。従って、鍼灸師さえ確保できれば直ぐに被災地に入って活動ができる利点があります。鍼灸治療は、災害時の医療支援の一端を担うことができると考えます。

　家庭用の電子温灸器メイシンやハンディ Q は、スイッチを入れればすぐ使える利便性があります。

　朝、起き始めに膝が痛むときには、枕元にハンディ Q を置いておき、目が覚めたらすぐに膝の周りの<u>梁丘、血海、足三里、陰陵泉、犢鼻、内膝眼、三陰交</u>に高温で 2 回通り温熱刺激をしてから動き始めれば、痛みの緩和効果が期待できます。また、膝痛の予防のため就寝前にハンディ Q の低温で同じ場所に温熱刺激を行っておくと良いでしょう。メイシン使用の場合は 1 回通りの温熱刺激で十分です。

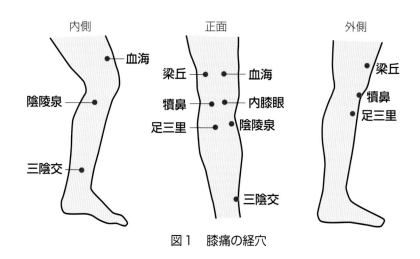

図1　膝痛の経穴

慢性的な腰痛には委中、気海、志室、大腸兪に刺激を行います。委中と気海はハンディＱの低温で、志室と大腸兪はハンディＱの高温で２回通り１日３回行うと良いでしょう。メイシン使用の場合には１回通りを１日３回行いましょう。

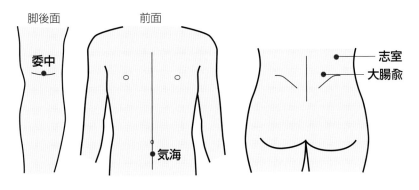

図２　慢性腰痛の経穴

　肩のコリには合谷、外関、肩井、肩外兪、風池にハンディＱの高温で１回通りを１日３回行いましょう。首の部分で熱さを強く感じる場合には低温で行って下さい。

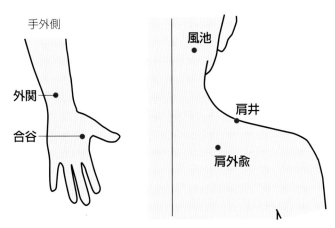

図３　肩コリの経穴

　眼の疲れには<u>合谷（図３）、光明、太陽、攅竹、翳風</u>にハンディＱの低温で眼の疲れを感じたら１回通り行って、改善がみられない場合にはもう１回通り行って下さい。

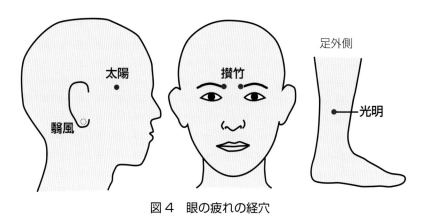

図４　眼の疲れの経穴

　仕事疲れでストレスが溜まっているときには<u>気海、中脘、膻中、内関、百会、足三里（図１）、三陰交（図１）、合谷（図３）</u>にハンディＱの低温で朝と夕方に１回通り行うと良いでしょう。

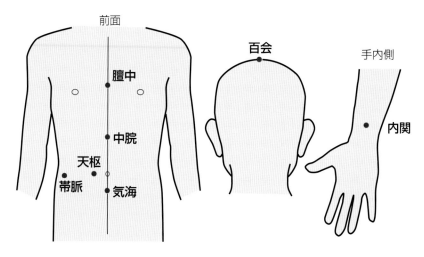

図５　ストレス・おなかの不調の経穴

食欲が無い場合やお腹の不調の場合は足三里（図１）、内関、中脘、気海、天枢、帯脈（以上図５）にハンディＱの低温で１回通り１日３回行うと良いでしょう。

　注意点としては、温熱刺激の回数は、増やせば増やすほど効果が出るわけでは無く、かえって重だるさや違和感が出る場合があります。適度な刺激で体を活性化させる方が効果的なので、刺激のやり過ぎは禁物です。また、熱があるときや体調がすぐれないときは基本的には行わず、近くの鍼灸院を探し、鍼灸師に相談してみて下さい。

　鍼灸臨床で行われる灸療法は、鍼灸師が散り艾を手で米粒大に捻り出し、直接ツボの上に置き火を付けて燃焼させる透熱灸（直接灸）が基本で、その治療効果はしっかりとしたものになります。このような治療技術をしっかりと身につけている鍼灸師は臨床に強く、様々な症状に対処できると思っています。最近は、散り艾を捻り出す手間やどうしてもできる小さな火傷の問題などで、直接灸を使う鍼灸師が減ってきているように思います。非常に寂しい限りです。そのかわり、市販の台座灸などを使用していますが、やはりその効果は透熱灸にはかないません。一昔前までは、一般の人も自身で養生の灸として足三里にお灸をすえる文化が残っていました。足三里へのお灸は足腰を丈夫にして、また、免疫力を向上し風邪を引かなくなるといわれています。日本の団体が医療資源の少ないアフリカの一部の地域で結核予防のため、現地の人に足三里への透熱灸普及活動を行い、その効果が実証されています。お灸をする文化が復活すれば、健康な人が増えることは間違いないでしょう。電子温灸器は、安心安全な器械で、いつでもどこでも温熱刺激が行えるとても便利なものです。セルフケアに活用すれば、末永く健康で過ごせます。是非、電子温灸器でセルフケアを行い健康維持増進に務め、健やかな人生に繋げていきましょう。

背部の症状と温灸器刺激

履正社医療スポーツ専門学校

古田 高征（ふるた たかゆき）

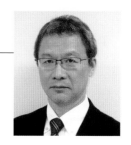

【経　歴】

中和鍼灸専門学校（現・中和医療専門学校）卒業。
明治東洋医学院専門学校教員を経て、2004 年から
履正社医療スポーツ専門学校の教員として研究・教
育・臨床に携わる。

これまで生理学、国家試験対策の指導を担当し、2018 年より臨床実習の実
習調整者を担当する。

【学会発表・論文投稿】

○膝関節痛に対する電気温灸器による施術について：日本東洋医学系物理療
　法学会誌 42 巻 1 号　33、2017

○空調装置による冷気負荷による皮膚温の変化と灸刺激の影響：日本生気象
　学会雑誌 55 巻 3 号　S70、2018

○介護予防運動教室と円皮鍼施術の活用：全日本鍼灸学会学術大会抄録集
　67 回 224、2018

○押圧刺激が組織硬度や主観的感覚におよぼす影響：日本東洋医学系物理療
　法学会誌 43 巻 2 号 73-78、2018

○鍼施術による腰痛症状と自律神経活動の変化と関連についての検討：日本
　東洋医学系物理療法学会誌 44 巻 2 号 85-90、2019

はじめに

　背部の「重だるさ」や「はり感」はストレスを感じたり、疲れた時に感じることが多いです。今回は背部の「重だるさ」や「はり感」のある鍼灸学科3年の学生9名（平均年齢22.1 ± 1.5歳）を対象に症状の改善を目的に温灸器（一灸）を用い他施術を行いました（設定温度47℃）。

方法および結果

　施術方法は、背部の「胃の六つ灸」と呼ばれる、隔愈・肝愈・脾愈

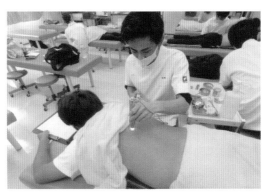

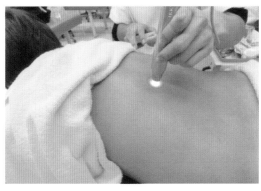

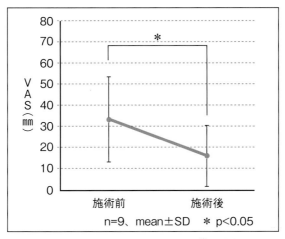

図1　温灸器刺激と VAS 値※の変化

※ VAS（Visual Analogue Scale）値：100mm の線の左端を「痛みなし」、右端を「最悪の痛み」
　とした場合、患者の痛みの程度を表すところに印を付けてもらうもの。

に各2回の刺激を温灸器で行いました（写真）。

　その結果、刺激後に背部の症状の有意な軽減がみられました（図1）。

熱刺激の感覚と症状の変化

　12 回の熱刺激のうち、「少し熱い〜熱い」までの回数の多いほど症状が軽減（r=0.627）したことが伺えました（図2）。したがって、ある程度の熱刺激を与える必要 があると考えられました。しかし、同じ刺激でも「けっこう熱い〜非常に熱い」と感じている場合は、症状の軽減が少ない傾向も伺えました（r=0.479）（図3）。したがって、施術にあたっては患者の感受性を考えて適切な刺激を与える必要があるように感じました。

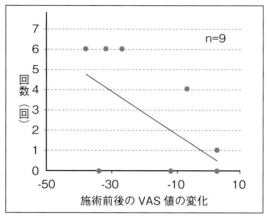

図2　「少し熱い・熱い」と感じた刺激回数

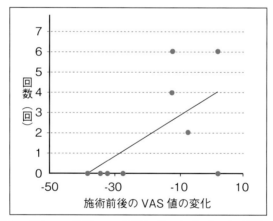

図3　「けっこう熱い・非常に熱い」と感じた刺激回数

熱刺激の感覚と被験者の心理

　本校の学生は、炎刺激を受ける経験が少なく、熱刺激が強いと受け手として不安を感じることが多い印象を受けました（図4）。したがって、施術にあたって刺激に徐々に慣れさせてから本格的な施術を実施

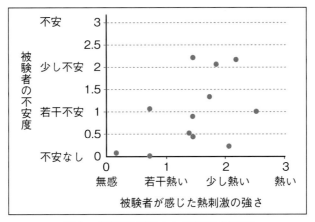

図4　熱刺激の強さと被験者の不安

するなどの配慮が必要なことも伺えました。

　施術者が灸刺激が活用できるようになるためには、刺激の熱感覚を理解し、患者の配慮が必要と思われました。

モグサ灸と比較した利便性

　知熱灸と比較した利便性は、有意に高いことが分かりました。但し、被験者が「熱い」との反応を示した場合には「難しい」「少し難しい」としています（図5）。したがって、温灸器の操作に慣れ、熱がられた場合の操作（早く離す・押圧迫による熱の緩和など）に習熟したら扱い易いと感じられるものとなると思われます。

教育現場での活用検討等主観を追加

　今回、温灸器刺激に合わせて知熱灸での熱感覚や利便性などを比較しました。その中で知熱灸においても「熱い！熱い！」と声を上げる

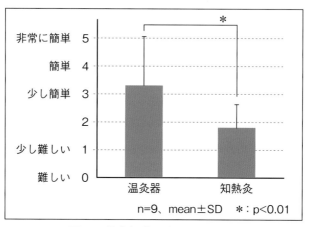

図5　施灸操作の主観的利便性

ことが多々見られました。これは、本校の教育の中で散り艾による施灸の機会がまだまだ少なく、施灸技術の熟達の必要性が伺えます。また、熱刺激に対しても不慣れであり、恐怖心からか「熱さ」をより敏感に感じているようにも思われます。

　一般には、お灸の認知が高まっており、家庭用の温灸を自分で行う方も増えています。

　しかし、「きゅう師」国家資格を養成する専門学校としては、温灸の緩和な温熱刺激ではなく、透熱灸や知熱灸などの瞬間的な熱刺激を与える意義や必要性を明らかにし、教育に、臨床に活用したいと思います。

　古来より灸は「我慢するもの」とされてきましたが、熱刺激の作用について理解を深め、安全・安心な灸刺激ができ、刺激の必要性を患者にも理解してもらえるようになればと考えます。

おわりに

　日本の著名な先生方の原稿を一冊の本にし、もぐさ文化を一般の方々や鍼灸学生及び経験の浅い鍼灸師の方々の手元に置いておきたいバイブル的な本となるよう希望しています。

　一般のご家庭から透熱灸（直接灸）が忘れられ、鍼灸学生は授業ではバラもぐさをひねるが、自身では余りもぐさ灸をしない。また、建物の関係や、患者からの希望が無い、火傷のクレームが怖い、においが気になる等の理由でもぐさ灸を使用しない治療家が増えている現状があります。この本はもぐさ灸の良さを知り、電子温灸器でもぐさ灸治療に勝る効果とセルフケアを目指しました。

　電子温灸器には次のようなメリットがあります。

○いつでも、どこでも、何度でも、誰でも、一定熱量、一定時間で出力でき効果の再現性ができる
○火、煙、灰、におい、がないので場所を選ばない
○自宅マンション、往診、施設、病院で使える（火災報知器、煙感知器の有る場所）
○スポーツ現場、野外、海外旅行に携帯できる
○もぐさを使うための準備がいらないので、最初からツボ取りや灸治療の話からレクチャーでき効果を体験してもらえる（ライター、線香、灰皿等がいらない！）
○視覚障害があっても安全に使える
○電池式で災害ボランティアに携帯できる

○もぐさ灸ではできないプッシュ、タッピング、スライド、タッチなどの手技が使える
○エステにも使えアロマオイルなどで香りを足すことができる
○機種によっては、あはき師免許がなくても使用できる。患者さんがセルフケアに使えるほど誰もが灸術を使えるようになり、灸師はこれらの方々への指導を行うことができる

　電子温灸器の活用によって、国内外を問わず、日本の点灸の効果が広く知られ、活用されるようになり、病気と病人が減少することを願っております。

2020 年 11 月　　バンシン療法研究会

電子温灸器具で広がる灸の世界

2020 年 12 月 25 日　第 1 刷発行
2023 年　1 月 26 日　第 2 刷発行

編著者　バンシン療法研究会
発行者　安井 喜久江
発行所　㈱たにぐち書店

　　　　〒 171-0014　東京都豊島区池袋 2-68-10
　　　　TEL. 03-3980-5536　FAX. 03-3590-3630
　　　　たにぐち書店 .com

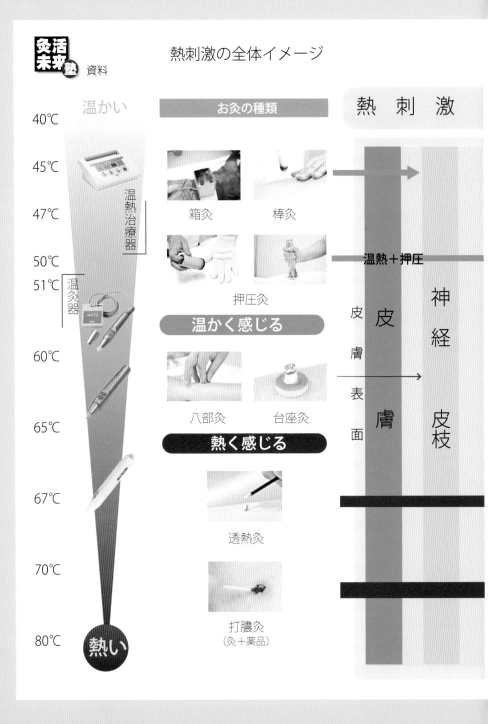

熱刺激の全体イメージ

灸活未来塾 資料

温かい

40℃
45℃
47℃
50℃
51℃
60℃
65℃
67℃
70℃
80℃ 熱い

温熱治療器

温灸器

お灸の種類

箱灸　棒灸

押圧灸

温かく感じる

八部灸　台座灸

熱く感じる

透熱灸

打膿灸
（灸＋薬品）

熱刺激

温熱＋押圧

皮膚表面　皮膚

神経

皮枝

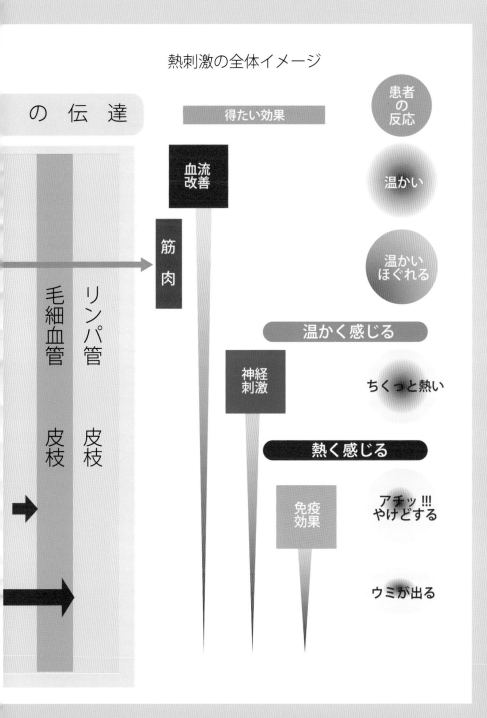

電子温灸器シリーズ

一定の温度を一定の時間
皮膚に刺激を与えること
ができるペンタイプ

バンシン療法研究会が本書で使用した
定量熱量刺激装置です！

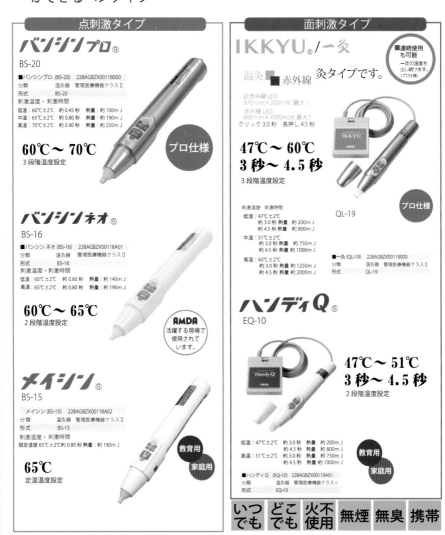

点刺激タイプ

バンシンプロ®
BS-20

■バンシンプロ (BS-20)　228AGBZX00118000
分類　温灸器　管理医療機器クラスⅡ
形式　BS-20
刺激温度・刺激時間
低温：60℃±2℃　約0.45秒　熱量：約100mJ
中温：65℃±2℃　約0.80秒　熱量：約190mJ
高温：70℃±2℃　約0.90秒　熱量：約250mJ

60℃〜70℃
3段階温度設定

プロ仕様

バンシンネオ®
BS-16

■バンシンネオ (BS-16)　228AGBZX00118A01
分類　温灸器　管理医療機器クラスⅡ
形式　BS-16
刺激温度・刺激時間
低温：60℃±2℃　約0.60秒　熱量：約140mJ
高温：65℃±2℃　約0.80秒　熱量：約190mJ

60℃〜65℃
2段階温度設定

AMDA
活躍する現場で
使用されて
います。

メイシン®
BS-15

メイシン (BS-15)　228AGBZX00118A02
分類　温灸器　管理医療機器クラスⅡ
形式　BS-15
刺激温度・刺激時間
設定温度65℃±2℃　0.80秒　熱量：約190mJ

65℃
定温温度設定

教育用
家庭用

面刺激タイプ

IKKYU®/一灸

温灸　■　赤外線　　灸タイプです。

■連続使用
も可能
一定の温度を
出し続けます。
(プロ仕様)

近赤外線 LED
870nm×200mW（最大）
赤外線 LED
660nm×7000mcd（最大）
クリック 3.0秒　長押し 4.5秒

47℃〜60℃
3秒〜4.5秒
3段階温度設定

プロ仕様

刺激温度・刺激時間
低温：47℃±2℃
　　約3.0秒　熱量　約200mJ
　　約4.5秒　熱量　約800mJ
中温：51℃±2℃
　　約3.0秒　熱量　約750mJ
　　約4.5秒　熱量　約1000mJ
高温：60℃±2℃
　　約3.0秒　熱量　約1250mJ
　　約4.5秒　熱量　約2000mJ

QL-19

■一灸 (QL-19)　228AGBZX00119000
分類　温灸器　管理医療機器クラスⅡ
形式　QL-19

ハンディQ®
EQ-10

47℃〜51℃
3秒〜4.5秒
2段階温度設定

低温：47℃±2℃　約3.0秒　熱量　約200mJ
　　　　　　　　約4.5秒　熱量　約800mJ
高温：51℃±2℃　約3.0秒　熱量　約750mJ
　　　　　　　　約4.5秒　熱量　約1000mJ

■ハンディQ (EQ-10)　228AGBZX00119A01
分類　温灸器　管理医療機器クラスⅡ
形式　EQ-10

教育用
家庭用

いつ
でも　どこ
でも　火不
使用　無煙　無臭　携帯

N灸 エヌキュー

透熱灸タイプ 新登場

形式	NQ-24	
使用環境温度	0℃〜40℃(15℃〜30℃推奨)	
定格	3.0V 2.4W	
刺激温度・刺激時間		
	高温 67℃±5℃	約7秒
刺激面積	約7mm²	

67℃ 7秒

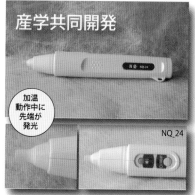

産学共同開発

加温動作中に先端が発光

NQ_24

もぐさ燃焼解析システム

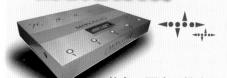

MOXATH MX-5

施灸 / 研究 / 教育
の現場に
必須アイテムが誕生しました。

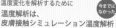